Remo Molinaro

Gesundheitswesen und Kostendämpfung in der Bundesrepublik

Beschreibung und Analyse
aus schweizerischer Sicht

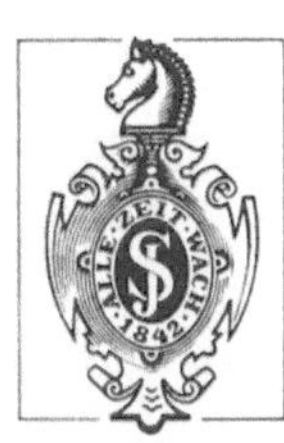

Springer-Verlag
Berlin Heidelberg New York Tokyo

Remo Molinaro

Attinghauserstraße 22
CH-6460 Altdorf

CIP-Kurztitelaufnahme der Deutschen Bibliothek.
Molinaro, Remo: Gesundheitswesen und Kostendämpfung in der Bundesrepublik : Beschreibung u. Analyse aus schweizer. Sicht / Remo Molinaro. - Berlin ; Heidelberg ; New York ; Tokyo : Springer, 1986.
(Gesundheitssystemforschung)

ISBN-13: 978-3-540-16648-1 e-ISBN-13: 978-3-642-71298-2
DOI: 10.1007/978-3-642-71298-2
17; 33; 14

2119/3145-543210

Vorwort

Im Rahmen des Nationalen Forschungsprogramms „Wirtschaftlichkeit und Wirksamkeit im schweizerischen Gesundheitswesen" erhielt ich die Gelegenheit, an einem Teilprojekt mitzuarbeiten, in dem ausländische Erfahrungen mit Ausgabenkontrollen im Gesundheitswesen für die schweizerische Diskussion ausgewertet worden sind. [Hauser H, Sommer JH (1984) Kostendämpfung im Gesundheitswesen in den USA, in Kanada und in der BRD - Ansatzpunkte für die schweizerische Reformdiskussion. Bern Stuttgart]. Der vorliegende Bericht ist dabei aus der für die Bundesrepublik Deutschland angestellten Einzelstudie hervorgegangen.

Diese Arbeit wendet sich zunächst einmal an all jene, die sich für die aktuelle Reformdiskussion im schweizerischen Gesundheitswesen interessieren. Die Gesundheitspolitik der Bundesrepublik gewinnt für die Schweiz deshalb eine besondere Bedeutung, weil sowohl die sozialen und wirtschaftlichen Verhältnisse als auch die Systeme der Gesundheitsversorgung in beiden Ländern ähnlich und somit gut miteinander vergleichbar sind. Eine weitgehende Übereinstimmung besteht schließlich auch in bezug auf die bereits ergriffenen oder noch zur Diskussion stehenden Maßnahmen zur Kostenkontrolle. Der weitaus größte Teil der Arbeit richtet sich aber auch an Leser außerhalb der Schweiz, die sich über das System der Gesundheitsversorgung und die damit zusammenhängende Politik in der Bundesrepublik informieren möchten.

In den ersten zwei Kapiteln sind die geschichtlichen Entwicklungslinien sowie das gegenwärtige System der Gesundheitsversorgung in der Bundesrepublik dargestellt. Im dritten und umfangreichsten Kapitel folgt eine Beschreibung und Kritik der ergriffenen Maßnahmen zur Kostendämpfung, und im vierten werden die wichtigsten Erkenntnisse für die schweizerische Reformdiskussion zusammengefaßt. Der Bericht wurde im April 1984 fertig und berücksichtigt in Übereinstimmung mit dem damals verfügbaren Zahlenmaterial die rechtliche Entwicklung bis zum Jahre 1982.

Zahlreiche Institutionen und Personen haben mir bei der Arbeit wertvolle Unterstützung zukommen lassen. Hervorheben möchte ich dabei nur das Wissenschaftliche Institut der Ortskrankenkassen in Bonn-Bad Godesberg, das mir freundlicherweise für mehrere Wochen einen Arbeitsplatz zur Verfügung gestellt hat. Ihnen allen gebührt mein aufrichtiger Dank.

Altdorf, im Mai 1986 Remo Molinaro

Inhaltsverzeichnis

Verzeichnis der Abbildungen und Tabellen

Abbildungen

Tabellen

1 Geschichtliche Entwicklungslinien der Hauptbereiche des deutschen Gesundheitswesens

Das vorliegende Kapitel verfolgt keineswegs das Ziel, einen umfassenden Überblick über die historische Entwicklung des deutschen Gesundheitswesens zu vermitteln. Es soll lediglich in groben Zügen aufzeigen, wie bestimmte, für eine Betrachtung aus schweizerischer Sicht wichtige Wesensmerkmale des gegenwärtigen Systems der Gesundheitsversorgung in der Bundesrepublik entstanden sind. Für diesen Zweck erscheint eine Beschränkung auf die Teilbereiche der *Behandlung von Krankheit und Unfall* sowie der *sozialen Krankenversicherung* als zulässig. Entwicklungen seit dem Jahre 1970 werden in Kap. 2 behandelt.

1.1 Ambulante Behandlung[1]

Träger der ambulanten medizinischen Behandlung im System der Gesundheitsversorgung Deutschlands waren seit jeher hauptsächlich *freiberuflich tätige Ärzte*. Ursprünglich bestand zwischen dem Arzt und dem Patienten ein direktes Vertragsverhältnis, ähnlich jenem, das heute zwischen einem Arzt und einem Privatpatienten besteht.

1883 wurde eine gesetzliche Krankenversicherung für Arbeiter geschaffen. Für die Mitglieder der entsprechenden Arbeiterkassen änderte sich dadurch das bisherige Verhältnis zwischen Arzt und Patient grundlegend, weil diese Kassen nämlich fortan verpflichtet wurden, ihren Mitgliedern nach dem sog. Sachleistungsprinzip („tiers payant") ärztliche Behandlung zu gewähren. Um dieser Verpflichtung nachzukommen, schlossen die Kassen mit Ärzten ihrer Wahl *Einzelverträge* ab. Als Anhaltspunkt für die Bedeutung der gesetzlichen Krankenversicherung für Arbeiter sei bemerkt, daß bis zur Einführung der Reichsversicherungsordnung rund 30 Jahre später nie mehr als knapp 20% der Wohnbevölkerung in ihrem Rahmen versichert waren[2].

Im Jahre 1900 bildeten die Ärzte den *„Leipziger Verband"*, den sog. Hartmannbund. Dieser Verband sollte die Verhandlungsposition der Ärzte stärken und verfolgte u.a. die Ziele, erstens die Einzelverträge abzuschaffen und zweitens die von den Kassen nach ihrem eigenen Ermessen praktizierte Beschränkung der Zahl der zur kassenärztlichen Tätigkeit zugelassenen Ärzte aufzuheben. 13 Jahre später verzeichneten die Ärzte in ihrem Bestreben denn auch erste Erfolge. Nach Streikdro-

---

1 Vgl. Fiedler 1978, S. 24 ff. und Kruse 1978 a, S. 19 ff.
2 Vgl. Kruse 1978 b, S. 26

hungen wurde ihnen unter Mitwirkung der Reichsregierung von den maßgebenden Krankenkassen im sog. *„Berliner Abkommen"* zugestanden, daß in Zukunft die Einzelverträge zu ihrer Gültigkeit der Genehmigung durch gemeinsame Instanzen der Kassen und Ärzte bedurften. Überdies verpflichteten sich die am Abkommen beteiligten Kassen, fortan *auf eine bestimmte Anzahl Versicherte (1350) mindestens einen Arzt* zuzulassen. Im Jahre 1923 fanden die wichtigsten Punkte des *auf Vertragsbasis* getroffenen „Berliner Abkommens" in der Form einer Verordnung Eingang in die Reichsversicherungsordnung, und die *gemeinsame Selbstverwaltung der Ärzte und Krankenkassen* erhielt dadurch *Gesetzeskraft.*

Um einen infolge der Krisenjahre ab 1929 entstandenen Konflikt zwischen den Ärzten und Krankenkassen zu beseitigen, erließ der Reichsarbeitsminister 1932 eine neue Verordnung zum Kassenarztrecht. Aufgrund dieser Neuregelung wurde erstens die Verhältniszahl von einem Arzt je 1350 Versicherte auf 1:600 reduziert und für Kassenmitglieder das Recht auf freie Arztwahl gewährleistet, zweitens die *Kopfpauschale* als einzige Vergütungsart festgelegt und drittens die *kassenärztliche Selbstverwaltung* gesetzlich verankert. Im Rahmen dieser kassenärztlichen Selbstverwaltung war ab jetzt nicht mehr der einzelne Arzt gegenüber einer Kasse aufgrund eines Einzelvertrags zur Sicherstellung der kassenärztlichen Versorgung verpflichtet, sondern sein am Ort zuständiger Verband, die entsprechende *Kassenärztliche Vereinigung.* An die Stelle der zahlreichen Einzelverträge traten *Gesamtverträge* zwischen den Kassen und den Kassenärztlichen Vereinigungen. Die Kassen entrichteten fortan *Gesamtvergütungen* an die Kassenärztlichen Vereinigungen, welche von diesen nach dem Prinzip der *Kopfpauschale* an die einzelnen Ärzte verteilt wurden. Das bisherige, als Dreiecksverhältnis bezeichnete System „Versicherter - Kasse - Arzt" entwickelte sich somit zu einem *Vierecksverhältnis* „Versicherter - Kasse - Kassenärztliche Vereinigung - Arzt", das heute ein charakteristisches Merkmal des Gesundheitswesens der Bundesrepublik Deutschland darstellt.

Nach einer Phase der Zentralisierung in der nationalsozialistischen Zeit, die anstelle der zahlreichen örtlichen Kassenärztlichen Vereinigungen und der verschiedenen regionalen Verträge nur noch die Kassenärztliche Vereingigung Deutschlands und einen Reichsvertrag kannte, wurden die Beziehungen zwischen Ärzten und Kassen 1955 im *Gesetz über Kassenarztrecht* neu geregelt. Darin wurde im wesentlichen an der gemeinsamen Selbstverwaltung der Ärzte und Krankenkassen - wie sie im Jahre 1932 gesetzlich verankert worden war - festgehalten. Die Kassenärztlichen Vereinigungen sollten grundsätzlich *auf Landesebene* errichtet werden und mit den Landesverbänden der gesetzlichen Krankenkassen die Aufgabe der Sicherstellung der kassenärztlichen Versorgung wahrnehmen. Neben der bisherigen Vergütungsart der Kopfpauschale sah das Gesetz nun auch die Möglichkeit der *Fallpauschale* und der *Honorierung nach Einzelleistungen* vor. Die Zulassungsverhältniszahl erfuhr eine erneute Senkung auf 1:500. Da die Kassenärztlichen Vereinigungen als *Körperschaften des öffentlichen Rechts* konstituiert waren, mußten die Ärzte als ihre Mitglieder das Streikverbot akzeptieren. Andrerseits wies das Gesetz die Ausübung der kassenärztlichen Tätigkeit ausschließlich den Kassenärztlichen Vereinigungen zu.

5 Jahre später (1960) erklärte das Bundesverfassungsgericht in einem Urteil die Bedürfnisprüfung vor der Zulassung eines Arztes zur kassenärztlichen Tätigkeit und die Verhältniszahl von 1:500 als verfassungswidrig und damit als nichtig. Das

bedeutete, daß nun jeder Arzt den Ort seiner Berufsausübung frei wählen konnte, ohne dabei Gefahr zu laufen, nicht zur Kassenpraxis ermächtigt zu werden.

Im Zeitraum zwischen den Jahren 1961 und 1965 wurde schließlich in der ganzen Bundesrepublik das Pauschalhonorierungsverfahren durch das heute noch vorherrschende System der Honorierung nach Einzelleistungen abgelöst.

Die historische Entwicklung zeigt, daß im deutschen Gesundheitswesen im Laufe der Zeit eine faktische und juristische Angleichung der Stellung der *Zahnärzte* an jene der Ärzte stattgefunden hat, nachdem ursprünglich beträchtliche Unterschiede zwischen diesen beiden Berufsgruppen bestanden.

Das direkte, privatrechtliche Vertragsverhältnis zwischen Zahnarzt und Patient blieb als Rechtsgrundlage für die Behandlung bis zur Einführung der Reichsversicherungsordnung von 1911 bestehen, *da die 1883 eingeführte gesetzliche Krankenversicherung für Arbeiter die zahnärztliche Tätigkeit nicht umfaßte.* Erst die Reichsversicherungsordnung von 1911 wies die Behandlung der Zahn-, Mund- und Kieferkrankheiten auch den (approbierten) Zahnärzten zu. Die Vorschriften über die Vertragsschließung mit den Krankenkassen erhielten in diesen Punkten dementsprechend sowohl für Ärzte als auch für Zahnärzte Geltung.

Mit ähnlichen Zielsetzungen wie der von den Ärzten einige Jahre zuvor gegründete „Leipziger Verband" entstand 1909 der *„Wirtschaftliche Verband Deutscher Zahnärzte e. V."*. Ein dem „Berliner Abkommen" vergleichbares Resultat konnten die Zahnärzte jedoch nicht erzielen, und ihre verhältnismäßig *unsichere Rechtsposition* dauerte bis zu Beginn der 30er Jahre an. Bezeichnend für diese Situation war die Errichtung *eigener Zahnkliniken* seitens der Krankenkassen.

Im Zusammenhang mit der Neuordnung des Kassenarztrechts in den Krisenjahren wurde 1933 in der „Zulassungsordnung für Zahnärzte und Dentisten" eine *Verhältniszahl* von 6 Zahnärzten und 4 Dentisten auf je 15000 Kassenmitglieder festgelegt. Zum gleichen Zeitpunkt entstand die *Kassenzahnärztliche Vereinigung Deutschlands* und 7 Jahre später die *Kassendentistische Vereinigung Deutschlands.*

Die „Vertragsordnung für Kassenzahnärzte und Kassendentisten" aus dem Jahre 1935 regelte die Vertragsbeziehungen zwischen den Krankenkassen einerseits und den Zahnärzten und Dentisten andrerseits in enger Anlehnung an die geltenden Bestimmungen zwischen Kassen und Ärzten.

Nach Beseitigung des Dualismus zwischen Zahnärzten und Dentisten durch das Zahnheilkundegesetz von 1952, welches die staatlich anerkannten Dentisten nun zum Berufsstand der Zahnärzte zählte, bewirkte das *Kassenarztrecht von 1955* schließlich eine *Gleichstellung der Zahnärzte und Ärzte.* Heute bestehen zwar noch unterschiedliche Verträge, Gebühren- und Zulassungsordnungen, inhaltlich entsprechen sich diese aber weitgehend.

1961 erklärte das Bundesverfassungsgericht – wie ein Jahr zuvor bei den Ärzten – die Verhältniszahl von damals 1:900 als Zulassungsbeschränkung für die kassenzahnärztliche Tätigkeit für verfassungswidrig und somit ebenfalls als nichtig.

1.2 Stationäre Behandlung[3]

Hospitäler, welche sowohl Aufgaben der Armen- als auch der Krankenpflege übernahmen, lassen sich schon im Mittelalter nachweisen. Die Gründung der ersten größeren Krankenhäuser gemäß unseren heutigen Vorstellungen erfolgte jedoch erst Ende des 18. Jahrhunderts.

Vielfach kirchlichen Ursprungs, erhielten die Spitäler im Laufe der Zeit zunehmend weltliche Trägerschaften. Besonders zu Beginn des 19. Jahrhunderts gingen viele Krankenhäuser in die Hände der Städte über. Zudem begannen wenig später immer mehr Ärzte, ihren Praxen kleine Privatkliniken anzuschließen, womit der letzte Schritt zum heutigen Pluralismus von konfessionellen und freigemeinnützigen Krankenkäusern, von Bürgerspitälern und kleineren Privatkliniken bereits im letzten Jahrhundert getan war.

Schon das Gesetz über die Krankenversicherung der Arbeiter aus dem Jahre 1883 verpflichtete die Krankenkassen dazu, ihren Mitgliedern freie Kur in einem Krankenhaus als Pflichtleistung zu gewähren. Für die Zeit nach dem 2. Weltkrieg war aber vor allem ein Erlaß des Reichsarbeitsministers von 1941 von Bedeutung, wonach die Mitglieder der gesetzlichen Krankenkassen *Anspruch auf Krankenhauspflege bis zu 26 Wochen* erhielten und die Kassen in ihren Satzungen die Leistungsdauer auf 52 Wochen erstrecken konnten. Diese Regelung blieb *bis ins Jahr 1973* bestehen, als die Krankenhauspflege als *Pflichtleistung mit unbegrenzter Dauer* eingeführt wurde. Die enge finanzielle Verknüpfung zwischen Krankenhäusern und Kassen war damit bereits sehr früh hergestellt. Sie fand denn auch entsprechend Niederschlag in der *Bundespflegesatzverordnung von 1954,* die das Verfahren zur Festlegung der Pflegesätze für die damals als dritte Klasse bezeichnete, allgemeine Abteilung der Spitäler regelte. Nach dieser Pflegesatzverordnung, die ebenfalls bis 1973 in Kraft blieb, hatten die Landesbehörden einen Rahmen zu setzen, innerhalb dessen sich die Krankenkassen und Spitäler auf einen Pflegesatz pro Tag und Patient einigen mußten. Weiter war vorgeschrieben, daß bei der Festlegung der Pflegesätze der *wirtschaftlichen Leistungsfähigkeit der Krankenkassen* gebührend Rechnung zu tragen war. In der Praxis verhinderte dies eine Vollkostenüberwälzung seitens der Krankenhäuser und führte dazu, daß regelmäßig *Abschläge von kostendeckenden Pflegesätzen* vorgenommen wurden. Dies verursachte im Krankenhausbereich große *Defizite,* was um so schwerer wog, als bei der Reduktion der Pflegesätze das Kriterium der Wirtschaftlichkeit in keiner Weise in Betracht gezogen und der Druck in Richtung Effizienz somit vermindert wurde. Zwar kam den allgemeinen Krankenhäusern in den 50er und 60er Jahren dank einer günstigen wirtschaftlichen Entwicklung Unterstützung durch öffentliche Gelder zugute, aber diese Zuwendungen der öffentlichen Hand beruhten weder auf rechtlichen Verpflichtungen, noch vermochten sie die Verluste im stationären Bereich auszugleichen.

Diese Entwicklung, welche für viele Fachleute von einem zunehmenden Substanzverlust auf seiten der Krankenhäuser zugunsten einer – relativ gesehen – fi-

3 Vgl. Brandecker 1978, S. 25 ff., 110 ff. und Fiedler 1978, S. 28 ff.

nanziellen Minderbelastung der Sozialversicherungsträger und damit ihrer Mitglieder gekennzeichnet war, führte zu einer Situation, in der einer *finanziellen Sanierung des Spitalsektors* ganz allgemein größte Bedeutung beigemessen wurde.

Eine Änderung des Grundgesetzes im Jahre 1969 ermächtigte zum ersten Mal den Bund zur *Gesetzgebung über die „Wirtschaftliche Sicherung der Krankenhäuser und die Regelung der Krankenhauspflegesätze"*. 1972 erließ der Bund denn auch ein entsprechendes Gesetz und 1973 eine neue Bundespflegesatzverordnung. Auf diesem Wege sollte eine *wirtschaftliche Sicherung der Krankenhäuser zu sozial tragbaren Pflegesätzen* verwirklicht werden.

1.3 Soziale Kranken- und Unfallversicherung[4]

1.3.1 Das Arbeiterversicherungsgesetz von 1883

Die Grundlage für das System der heutigen Krankenversicherung in der Bundesrepublik Deutschland wurde bereits mit der Schaffung des Gesetzes über die *Krankenversicherung der Arbeiter im Jahre 1883* gelegt. Das Bedeutsame an diesem Werk war die Einführung eines *Versicherungszwangs für alle Arbeiter* in bestimmten Betrieben, wie z. B. Bergwerken und Fabriken. Für *Angestellte* hingegen galt das Versicherungsobligatorium nur, sofern ihr Lohneinkommen einen bestimmten Mindestbetrag von damals jährlich 2000 Mark nicht übertraf. *Beamte* unterlagen überhaupt keiner Versicherungspflicht.

Als Träger der Versicherung fungierten Gemeindeversicherungs-, Orts-, Betriebs-, Bau- und Innungskrankenkassen sowie die Knappschafts- und Hilfskassen. Unter *Hilfskassen* verstand man eine Gruppe von Kassen, die bereits *vor der Einführung* der gesetzlichen Krankenversicherung und meistens aus Berufsorganisationen heraus als Selbsthilfeeinrichtungen *in freier Übereinkunft* entstanden waren. Sie hatten *privatrechtlichen Charakter.* Demgegenüber bestanden die anderen Kassen seit der Einführung der Arbeiterversicherung kraft Gesetzes und gehörten dem *öffentlichen Recht* an[5].

Das Gesetz sah nun vor, daß die Mitgliedschaft in einer Hilfskasse eine dem Versicherungsobligatorium unterstellte Person vom Versicherungszwang bei ihrer grundsätzlich zuständigen, gesetzlichen Krankasse befreite. Die Leistungen der Hilfskasse mußten jedoch in einem solchen Fall den Mindestleistungen der Zwangskassen entsprechen.

Diese Mindestleistungen, die prinzipiell nach dem *Sachleistungsprinzip* zu erbringen waren, umfaßten im wesentlichen: ambulante und stationäre ärztliche Behandlung, Versorgung mit Arzneimitteln, vom 3. Tage nach Beginn der Krankheit ein Taggeld für Lohnausfall (mindestens 50% des versicherten Lohnes), Sterbegeld (das Zwanzigfache des versicherten Lohnes) und Mutterschaftshilfe während 4 Wochen nach der Geburt. Im Falle eines Krankenhausaufenthaltes reduzierten sich die Lei-

---

[4] Vgl. Düttmann 1978, S. 19 ff. und Kruse 1978 b, S. 17 ff.

[5] Für eine ausführlichere Beschreibung der heute bestehenden Kassenarten vgl. 2.3.3

stungen aus der Taggeldversicherung für Lohnausfall auf einen Bruchteil der sonst ausbezahlten Summe. Es blieb den Krankenkassen freigestellt, die Leistungen aus der Krankenpflegeversicherung im Rahmen der sogenannten *Familienhilfe* auch auf Familienangehörige auszudehnen.

Finanziert wurde die gesetzliche Krankenversicherung aus *lohnprozentualen Beiträgen* - zu ⅔ aus Beiträgen der Arbeiterschaft und zu ⅓ aus solchen der Arbeitgeber. An die Hilfskassen leisteten die Arbeitgeber jedoch keine Beiträge.

Die Ortskrankenkassen gründeten im Jahre 1894 den Spitzenverband der Ortskrankenkassen, die Betriebskrankenkassen im Jahre 1907 den Verband Deutscher Betriebskrankenkassen.

1.3.2 Das Unfallversicherungsgesetz von 1885

Ein Jahr nach dem Gesetz über die Krankenversicherung der Arbeiter trat das Unfallversicherungsgesezt in Kraft. In seiner Funktion löste es zur Hauptsache die unbefriedigende Unternehmerhaftpflicht ab.

Analog der Krankenversicherung war die Unfallversicherung für Beschäftigte in bestimmten Betrieben, wie z. B. Bergwerken und Fabriken, *obligatorisch.*

Getragen wurde die Versicherung von nach *Berufszweigen* und größeren Bezirken *genossenschaftlich organisierten Selbstverwaltungen,* die im Gegensatz zur Krankenversicherung ganz in den Händen von Arbeitgeberverbänden lagen. Entsprechend wurde die Unfallversicherung ausschließlich durch die Arbeitgeber finanziert.

Da in der *Krankenversicherung der Arbeiter* die Unfallrisiken ebenfalls gedeckt waren, sah das Gesetz für die *Unfallversicherung* lediglich eine *subsidiäre Leistungspflicht* zur ersteren vor. Spätestens ab der 14. Woche nach dem Unfallereignis hatte die Unfallversicherung aber in jedem Fall entweder die *Kosten für das Heilverfahren* zu übernehmen oder eine *Erwerbsausfall- bzw. Hinterbliebenenrente* auszuzahlen.

Die Berufsgenossenschaften wurden ermächtigt, *Unfallverhütungsmaßnahmen* vorzuschreiben und Sanktionen gegen Unternehmen zu ergreifen, die sie mißachteten.

1.3.3 Die Reichsversicherungsordnung von 1911

Trotz der großen Fortschritte, die das Arbeiterversicherungsgesetz von 1883 gebracht hatte, gab es innerhalb des Systems der Gesundheitsversorgung Deutschlands zu Beginn des 20. Jahrhunderts immer noch große Unzulänglichkeiten. So vermochte beispielsweise der bereits erwähnte Versicherungszwang nicht mehr als etwa 10 Millionen Personen oder knapp 20% der Bevölkerung in den Schutz der Krankenversicherung zu führen, da in der Regel die Familienangehörigen von der Versicherung ausgeschlossen waren. Auch belief sich die Zahl der Zwangskrankenkassen auf über 20000, und das Nebeneinander von verschiedensten gesetzlichen

Regelungen über die Kranken-, Unfall-, Invaliditäts- und Altersversicherung ließ immer mehr den Ruf nach einem einheitlichen, überschaubaren Werk zum Sozialversicherungrecht aufkommen. Aus dieser Situation heraus entstand im Jahre 1911 die Reichsversicherungsordnung als Zusammenfassung des gesamten Arbeitsversicherungsrechts. Als spezielle Teile derselben traten 1913 das Gesetz über die Unfallversicherung und 1914 jenes über die Krankenversicherung in Kraft.

1.3.3.1 Entwicklung bis zum 2. Weltkrieg

Die Einführung der Reichsversicherungsordnung hatte in der *Krankenversicherung* vor allem eine *Neuorganisation ihrer Trägerschaft* zur Folge. Die Kassen der Gemeindekrankenversicherung wurden aufgehoben, die Baukrankenkassen in die Betriebskrankenkassen integriert und neu die Landkrankenkassen geschaffen, welche die in der Landwirtschaft und im Hausgewerbe Beschäftigten zu versichern hatten. Die sog. Hilfskassen blieben unter der Bezeichnung *„Ersatzkassen"* weiterhin bestehen. Somit wurde eine Struktur der Krankenkassen institutionalisiert, die sich im wesentlichen bis heute erhalten hat.

Die Weiterentwicklung der Krankenversicherung nach dem 1. Weltkrieg war von einer ständigen Erweiterung sowohl der Kassenleistungen als auch des Kreises der versicherten Personen gekennzeichnet. Kurz nach Einführung der Reichsversicherungsordnung wurde die *Familienhilfe,* d. h. die Ausdehnung der Kassenleistungen für Krankenpflege auf Familienangehörige, *als Pflichtleistung* vorgeschrieben. Die Versicherten hatten dafür keine Zusatzbeiträge zu entrichten.

Wie im Jahre 1932 die uneingeschränkte Freiheit der Arztwahl für Kassenmitglieder Eingang in die Reichsversicherungsordnung genommen hat, ist bereits im Zusammenhang mit dem „Berliner Abkommen" unter 1.1 gesagt worden.

Im Zuge der sog. Aufbaugesetzgebung ab 1934 wurde 1941 die *Krankenversicherung der Rentner* eingeführt. Die zum Bezug einer Rente aus der Alters- oder Invalidenversicherung berechtigten Personen waren nun automatisch bei der entsprechenden Ortskrankenkasse gegen Krankheit versichert. Als Beitrag erhielten die Krankenkassen von den Rentenversicherungen *einen festen Betrag je versicherten Rentner.*

Im gleichen Jahr wurde die Gewährung der Krankenpflege im ambulanten Bereich *ohne zeitliche Begrenzung* gesetzlich festgelegt. Krankenhauspflege war mindestens über die Dauer von 26 Wochen pro Jahr zu gewähren.

Schon vor der Einführung der Reichsversicherungsordnung waren die Mitgliederzahlen bei den Hilfskassen für Angestellte ständig gestiegen, wohingegen der Mitgliederbestand der Hilfskassen für Arbeiter laufend abgenommen hatte. Diese Entwicklung war nicht zuletzt Folge einer Regelung über die Beitragsverpflichtung, welche *Hilfskassen,* die *zum überwiegenden Teil aus Angestellten* bestanden, bevorzugte und bis 1923 Gültigkeit hatte. Bis zu diesem Zeitpunkt leisteten die Arbeitgeber nämlich ihren Beitragsanteil für versicherungspflichtige Hilfskassenmitglieder an die grundsätzlich zuständigen Pflichtkrankenkassen. Die Pflichtkrankenkassen konnten auf jeden Fall ein Fünftel dieser Zahlungen für sich beanspruchen. Aber auch der Rest mußte nur dann an die Hilfskassen abgeführt werden, wenn sich deren Mitgliederbestand überwiegend aus sog. „Handlungsgehilfen" und Büroangestellten zusammensetzte. *Das war natürlich für typische Hilfs- bzw. Ersatzkassen für Arbeiter nie der Fall.* Erst im Jahre 1923 wurden die Arbeitgeber verpflichtet, ihre Beitragsanteile für Ersatzkassenmitglieder direkt an diese auszurichten. Dadurch stand den Ersatzkassenmitgliedern der gesamte Arbeitgeberbeitrag zur Verfügung.

Entsprechend den zu dieser Zeit vorherrschenden ordnungspolitischen Vorstellungen wurde durch die Aufbaugesetzgebung die Selbstverwaltung der Krankenkassen abgeschafft und durch staatliche Leiter ersetzt. Die *Ersatzkassen* wurden neu als *Körperschaften des öffentlichen Rechts* gestaltet und der Aufsicht der Sozialversicherung unterstellt. Hatten diese bis anhin sowohl Arbeiter wie auch Angestellte versichert, mußten sie sich nun entscheiden, ob sie als *Ersatzkassen für Arbeiter oder als Ersatzkassen für Angestellte* weiterbestehen wollten.

Ähnlich wie die Krankenversicherung erlebte auch die *Unfallversicherung* nach der Einführung der Reichsversicherungsordnung eine stetige Erweiterung sowohl des Versicherungsumfangs als auch des Kreises der unter die Versicherungspflicht fallenden Betriebe. Ebenso wich in der zweiten Hälfte der 30er Jahre die Selbstverwaltung einer zentralistischen Organisationsform.

1.3.3.2 Weiterentwicklung seit dem 2. Weltkrieg

Nach dem finanziellen Zusammenbruch der Sozialversicherung im 2. Weltkrieg wurde unter dem Besatzungsrecht in den einzelnen Zonen teils am bestehenden *Krankenversicherungssystem* festgehalten, teils wurden neue Organisationsformen eingeführt, in der sowjetischen Zone beispielsweise die Einheitsversicherung. Die dadurch entstandene Rechtszersplitterung auch innerhalb des späteren Hoheitsgebiets der Bundesrepublik wurde durch den Gesetzgeber in der ersten Legislaturperiode von 1949-1953 wieder beseitigt. *Dabei ging er von jenen Prinzipien aus, die schon bisher die Krankenversicherung in Deutschland getragen hatten, und übernahm diese in die neue Gesetzgebung.* So wurde insbesondere die *Selbstverwaltung* unter öffentlicher Aufsicht *wiederhergestellt.*

In den 50er Jahren knüpfte der Gesetzgeber wieder an die schon vor dem Krieg bestehende Tendenz zur Vergrößerung des gesetzlich vorgeschriebenen Versichertenkreises und Versicherungsschutzes an - eine Tendenz, die für die Entwicklung der sozialen Krankenversicherung bis hinein in die heutige Zeit bestimmend geblieben ist. Nachstehend sind nur die diesbezüglich wichtigsten gesetzlichen Erlasse aufgeführt.

Aufgrund des *Gesetzes über die Krankenversicherung der Rentner* aus dem Jahre 1956 galten nunmehr alle Rentner, die in den letzten 5 Jahren ihres Erwerbslebens mindestens 12 Monate Beiträge an eine gesetzliche Krankenkasse geleistet hatten, als pflichtversicherte Mitglieder. Durch diese Regelung gerieten die Ersatzkassen erstmals in die Lage, bestimmte Personen von Gesetzes wegen versichern zu müssen. Die übrigen Rentner erhielten einen Anspruch auf freiwilligen Beitritt.

1969 wurden die Arbeitgeber mit dem *Gesetz über die Fortzahlung des Arbeitsentgelts* verpflichtet, den Arbeitern bei Arbeitsunfähigkeit infolge Krankheit *bis zur Dauer von 6 Wochen* den Lohn weiter auszubezahlen. Dadurch sind die Arbeiter in diesem Punkt den Angestellten gleichgestellt worden, was für all jene Krankenkassen von größter Bedeutung war, die - im Gegensatz zu den Ersatzkassen für Angestellte - vor allem Arbeiter versicherten.

1971 wurden *Maßnahmen zur Früherkennung von Krankheiten* und 2 Jahre später die *zeitlich unbegrenzte* Gewährung von Krankenhauspflege zu Pflichtleistungen erklärt.

Die Höhe des Einkommens, unterhalb deren auch Angestellte dem Krankenversicherungsobligatorium unterlagen und bis zu welcher Kassenmitglieder lohnprozentuale Beiträge zu leisten hatten, wurde ursprünglich durch Gesetz festgelegt. *1970 wurde diese Einkommensgrenze jedoch dynamisiert* und auf 75% jener Beitragsbemessungsgrenze angesetzt, welche als oberstes Limit für die Berechnung der Beiträge an die Rentenversicherung der Arbeiter maßgebend ist und selbst einer laufenden Anpassung an neue wirtschaftliche Verhältnisse unterliegt.

Wie in der Kranken- wurde auch in der *Unfallversicherung* nach dem Krieg die Selbstverwaltung wieder eingeführt. Seither ist die Unfallversicherung besonders in 2facher Hinsicht ausgebaut worden: einmal sind immer mehr *„Berufskrankheiten"* als versicherte Risiken anerkannt und zweitens die *Maßnahmen zur Unfallverhütung* wirksamer ausgestaltet worden.

Bezüglich einer stetigen und generellen Ausdehnung des Versicherungsschutzes und -umfangs gilt das gleiche, wie bereits für die Krankenversicherung gesagt worden ist.

1.3.3.3 Zusammenfassung

Aus all dem Gesagten wird ersichtlich, daß die prägenden Merkmale des Systems der *gesetzlichen Krankenversicherung* der Bundesrepublik Deutschland auf sozialpolitischen Maßnahmen des ausgehenden 19. Jahrhunderts beruhen. Es sind dies:

- die Unterscheidung zwischen Arbeitern und Angestellten hinsichtlich des *generellen Versicherungszwangs,*
- die Bezugnahme auf ein *Mindestjahreseinkommen* bei der Befreiung der Angestellten von der Versicherungspflicht,
- die *lohnprozentuale Finanzierung* unter Mitbeteiligung der Arbeitgeber und
- die Gewährung von *Leistungen* aus der Krankenpflegeversicherung *an Familienangehörige.*

Als weitere historisch bedingte Besonderheit der sozialen Krankenversicherung der Bundesrepublik müssen die Ersatzkassen - in ihrer bedeutendsten Ausprägung die *Ersatzkassen für Angestellte* - betrachtet werden. Anfänglich über einen noch relativ großen eigenen Gestaltungsspielraum verfügend, sind sie immer mehr den übrigen Trägern der gesetzlichen Krankenversicherung angenähert worden.

Der selbständige Zweig der *Unfallversicherung* mit seiner spezifischen Trägerschaft und Organisationsform erklärt sich aus der ursprünglich weitgehend andersartigen Aufgabe, welche die Unfallversicherung im Gegensatz zur Krankenversicherung zu erfüllen hatte.

2 Das gegenwärtige System der Gesundheitsversorgung in der Bundesrepublik Deutschland

Bereits aus Kap. 1 geht hervor, daß sich das Gesundheitswesen der Bundesrepublik nicht allzusehr von jenem der Schweiz unterscheiden kann. Prinzipielle Unterschiede bestehen nur im Bereich der sozialen Krankenversicherung.

2.1 Kassenärztliche Versorgung[6]

2.1.1 Allgemeines

Die ambulante medizinische Versorgung der Bevölkerung wird in der Bundesrepublik vor allem durch *freipraktizierende Ärzte* gewährleistet, die zum überwiegenden Teil in *Einzelpraxen* niedergelassen sind. Angestellte Ärzte, Psychologen, Therapeuten, Masseure usw. stellen in diesem medizinischen Sektor eine klare Minderheit dar, und Krankenhausärzte sind nur in bescheidenem Ausmaß an der ambulanten ärztlichen Versorgung beteiligt.

Da heute über 90% der Bevölkerung von der sozialen Krankenversicherung erfaßt werden, wickelt sich die ambulante medizinische Betreuung fast gänzlich im Rahmen der *kassenärztlichen Versorgung* ab. Die kassenärztliche Tätigkeit ist denn auch dementsprechend für die meisten Ärzte von existentieller Bedeutung. Ende 1981 waren rund 95% der freiberuflich tätigen Ärzte gleichzeitig (vollumfänglich zugelassene) Kassenärzte[7]. Unter den Begriff *„kassenärztliche Versorgung"* fällt streng genommen nur die ärztliche Tätigkeit zugunsten von Mitgliedern der gesetzlichen bzw. Pflichtkrankenkassen. Deren Sicherstellung ist nämlich den Kassenärztlichen Vereinigungen *kraft Gesetzes* übertragen worden. Demgegenüber wird die Versorgung der Mitglieder von Ersatzkassen als *„vertragsärztliche Versorgung"* bezeichnet, da sie auf freiwilligen *vertraglichen* Vereinbarungen zwischen der Kassenärztlichen Bundesvereinigung und den Ersatzkassen beruht. Analog wird zwischen Kassen- und Vertragsärzten unterschieden. Weil aber beide Systeme im wesentlichen sowohl bezüglich des Inhalts als auch des Umfangs übereinstimmen, wird im folgenden auf eine selbständige Darstellung der „vertragsärztlichen Versorgung" verzichtet und nur dann auf diese besonders eingegangen, wenn es die Umstände

---

[6] Vgl. Kruse 1978a, S. 37ff. und Rosenberg 1975, S. 68ff.

[7] Für eine Beschreibung der verschiedenen Möglichkeiten, die den Ärzten offenstehen, um an der kassenärztlichen Versorgung teilzunehmen, vgl. 2.1.2.1

erfordern. Dasselbe gilt für das System der kassenzahnärztlichen Versorgung und die Zahnärzte. Nachdem es bis vor wenigen Jahren noch zulässig war, daß ein Arzt ausschließlich als Vertragsarzt, also nur für Mitglieder der Ersatzkassen, tätig war, sind die Ärzte heute gesetzlich dazu verpflichtet, in jedem Falle Mitglieder der Pflichtkrankenkassen zu behandeln, wollen sie nicht ausschließlich als Privatärzte auftreten.

2.1.2 Struktur und Organisation der Trägerschaft

2.1.2.1 *Kassenärzte*

Seit dem Entscheid des Bundesverfassungsgerichts aus dem Jahre 1960, wonach die Zulassung zur Kassenpraxis nicht weiter von einem wie auch immer definierten Bedürfnis abhängig gemacht werden darf, hat jeder zur Berufsausübung ermächtigte Arzt Rechtsanspruch auf eine solche und kann diese bei der für sein Tätigkeitsgebiet zuständigen Kassenärztlichen Vereinigung beantragen.

Neben der *vollumfänglichen Zulassung* zur Kassenpraxis, die den Regelfall bildet, gibt es für die Ärzte noch zwei weitere Möglichkeiten, beschränkt an der kassenärztlichen Tätigkeit teilzuhaben. Erstens können in bestimmten Fällen *Krankenhausärzte* daran *beteiligt* werden. In Abweichung zur Regelzulassung setzt die Beteiligung als Krankenhausarzt jedoch ein Bedürfnis seitens der Versicherten voraus, ist auf ambulante Tätigkeit und innerhalb dieser grundsätzlich nur auf bestimmte Leistungen beschränkt. Die in einem solchen Fall notwendigen Entscheide fällt ein paritätisch aus Vertretern der Ärzteschaft und Kassen zusammengesetzter Ausschuß. Ende 1981 waren 6% aller an der kassenärztlichen Versorgung teilnehmenden Ärzte auf diese Weise daran beteiligt. Zweitens verfügen die Kassenärztlichen Vereinigungen über die Kompetenz, ohne Absprache mit den Kassen weitere Ärzte zur Teilnahme an der kassenärztlichen Versorgung zu *ermächtigen*, sofern diese durch die vollumfänglich zugelassenen und beteiligten Ärzte nicht in genügendem Maße sichergestellt werden kann. Dabei wird vor allem zwischen einer Ermächtigung zur vollumfänglichen Tätigkeit in einer (unterversorgten) Region oder für einen bestimmten Personenkreis - wie beispielsweise Bewohner eines Alters- oder Pflegeheims - und einer Ermächtigung zur Erbringung spezifischer Leistungen - wie z. B. Präventivuntersuchungen bei Mutterschaft - unterschieden. Ende 1981 waren 8,5% aller an der kassenärztlichen Versorgung teilnehmenden Ärzte auf diese Art dazu ermächtigt.

2.1.2.2 *Kassenärztliche Vereinigungen*

Die Kassenärzte sind in Kassenärztlichen Vereinigungen zusammengeschlossen, welche als Körperschaften des öffentlichen Rechts konstituiert sind. Grundsätzlich gibt es in jedem Bundesland *für Ärzte und Zahnärzte je eine solche Vereinigung*. In einigen Ländern bestehen jedoch aus historischen Gründen mehrere Vereinigungen. Derzeit gibt es in der Bundesrepublik 18 Kassenärztliche und 14 Kassenzahnärztliche Vereinigungen. Von der regionalen Gliederung her ließen sie sich im Prinzip mit den kantonalen Ärzteverbänden in der Schweiz vergleichen. Dabei darf jedoch nicht vergessen werden, daß eine Kassenärztliche Vereinigung im Durchschnitt für ein Gebiet mit mehreren Millionen Einwohnern zuständig ist. Beispielsweise hat Bayern mit seinen über 10 Millionen Einwohnern nur eine Kassenärztliche Vereinigung. Als Körperschaften des öffentlichen Rechts unterstehen die Kassenärztlichen Vereinigungen der staatlichen Rechtsaufsicht durch das zuständige Landesministerium. Ihre Aufgaben haben sie in Form der Selbstverwaltung wahrzunehmen. Zu diesem Zweck wählen die vollständig zugelassenen und die beteiligten Ärzte eine Vertreterversammlung, welche ihrerseits als weiteres Organ den Vorstand bestimmt.

2.1.2.3 Kassenärztliche Bundesvereinigungen

Die Kassenärztlichen bzw. -zahnärztlichen Vereinigungen sind auf Bundesebene in der Kassenärztlichen bzw. -zahnärztlichen Bundesvereinigung zusammengeschlossen. Diese Dachverbände sind ebenfalls Körperschaften des öffentlichen Rechts und unterstehen der staatlichen Rechtsaufsicht durch den Bundesminister für Arbeit und Sozialordnung. Die Vertreterversammlungen der Kassenärztlichen bzw. -zahnärztlichen Vereinigungen wählen die Vertreterversammlung ihrer Bundesvereinigung, welche dann den Vorstand bestimmt.

2.1.3 Selbstverwaltung der Ärzte und Kassen

2.1.3.1 Allgemeines

Die kassenärztliche Versorgung hat nach dem Willen des Gesetzgebers in *gemeinsamer* Selbstverwaltung der Ärzte und Kassen zu erfolgen. In einigen Fällen, wie z. B. bei der kassenärztlichen Bedarfsplanung oder der Honorarverteilung, sind die Kassen jedoch nur teilweise in die entsprechenden Aufgaben miteinbezogen, so daß man nicht in allen Bereichen von einer vollständigen gemeinsamen Selbstverwaltung sprechen kann[8]. Auf die Zusammenarbeit von Ärzten und Kassen hinsichtlich der Beteiligung von Krankenhausärzten an der kassenärztlichen Versorgung wurde bereits hingewiesen[9].

---

[8] Für eine Beschreibung der kassenärztlichen Bedarfsplanung und der Honorarverteilung vgl. 2.1.3.2 und 2.1.3.5

[9] Vgl. 2.1.2.1

2.1.3.2 Sicherstellung der kassenärztlichen Versorgung und kassenärztliche Bedarfsplanung

Die Kassen haben ihre Leistungen den Mitgliedern nach dem Sachleistungsprinzip („tiers payant") zu gewähren. Die Sicherstellung dieser Leistungen ist im Bereich der ambulanten medizinischen Versorgung kraft Gesetzes den Kassenärztlichen Vereinigungen und Bundesvereinigungen übertragen[10]. Ärzte und Kassen müssen dazu jedoch zusammenwirken[11]. Die Reichsversicherungsordnung umschreibt im Zusammenhang mit diesem Sicherstellungsauftrag die kassenärztliche Versorgung folgendermaßen: „Ziel der Sicherstellung der kassenärztlichen Versorgung ist es, den Versicherten und ihren Familienangehörigen eine bedarfsgerechte und gleichmäßige ärztliche Versorgung, die auch einen ausreichenden Not- und Bereitschaftsdienst umfaßt, in zumutbarer Entfernung unter Berücksichtigung des jeweiligen Standes der medizinischen Wissenschaft und Technik sowie der Möglichkeiten der Rationalisierung und Modernisierung zur Verfügung zu stellen"[12].

Im Jahre 1977 wurde das sog. *„Krankenversicherungs-Weiterentwicklungsgesetz"* erlassen, das u. a. auch eine bessere Verwirklichung dieses Ziels, vor allem hinsichtlich des Verhältnisses zwischen Ärzten für Allgemeinmedizin und Fachärzten auf dem Lande und in Stadtrandgebieten, anstrebt. Das Gesetz verpflichtet die Kassenärztlichen Vereinigungen, im Einvernehmen mit den Landesverbänden der gesetzlichen Krankenkassen *Bedarfspläne* für die kassenärztliche Versorgung aufzustellen. Der Bundesausschuß für Ärzte und Krankenkassen hat in seinen Richtlinien *Verhältniszahlen* - ausgedrückt in Anzahl Einwohner pro Arzt - für die einzelnen Arztgruppen festgelegt, welche für die Planung der Kassenärztlichen Vereinigungen verbindlich sind[13]. Die Kassenärztlichen Vereinigungen sind nun von Gesetzes wegen verpflichtet, einer gemäß den Verhältniszahlen bestehenden oder absehbaren Unterversorgung mit einem zweistufigen Verfahren entgegenzutreten:

1. Stufe

Zunächst sind folgende Maßnahmen zu ergreifen: Anreize zur Praxiseröffnung in unterversorgten Gebieten und Übernahme der kassenärztlichen Versorgung durch die Kassenärztlichen Vereinigungen selber: Dazu gehören Maßnahmen wie die Ermächtigung von Ärzten zur kassenärztlichen Tätigkeit, die Gewährung von Krediten für Praxisinvestitionen zu günstigen Bedingungen und Umsatzgarantien oder die Errichtung von Arztpraxen und -häusern. Neben diesen Förderungsmaßnahmen, die schon vor Inkraftsetzung des „Krankenversicherungs-Weiterentwicklungsgesetzes" von den Kassenärztlichen Vereinigungen nach jeweiligem Bedarf ergriffen wurden, sieht das Gesetz eine weitere und neue Möglichkeit vor: Die Kassenärztlichen Vereinigungen sind nämlich danach ermächtigt, zur Sicherstellung der ärztlichen Versorgung auch selber Ärzte einzustellen.

---

10 Vgl. Reichsversicherungsordnung § 368 n, 1

11 Vgl. Reichsversicherungsordnung § 368, 1

12 Reichsversicherungsordnung § 368, 3

13 Für eine Beschreibung der Richtlinien des Bundesausschusses für Ärzte und Krankenkassen vgl. 2.1.3.4

2. Stufe
Sofern der Zustand der Unterversorgung trotz den vorstehend erwähnten Maßnahmen weiterhin bestehen bleibt, kommt nach einer bestimmten Wartefrist als letzte Möglichkeit die Zulassungsbeschränkung für Ärzte in Frage. Die Beschränkung muß vom zuständigen *Landesausschuß der Ärzte und Krankenkassen* verfügt werden und kann sich einerseits auf die ausreichend versorgten Gebiete bzw. Zulassungsbezirke oder aber auf eine unterversorgte Region beziehen. Im ersten Fall richtet sie sich gegen alle, im zweiten nur gegen bestimmte Arztgruppen.

Von der Möglichkeit der Zulassungsbeschränkung wurde bisher erst einmal Gebrauch gemacht (1982 in Bayern). Die Gründe hierfür mögen zum einen sicherlich darin liegen, daß schon bald nach der Schaffung des „Krankenversicherungs-Weiterentwicklungsgesetzes" das Problem der Unterversorgung eher von demjenigen der „Überversorgung" verdrängt worden ist und *Zulassungsbeschränkungen zur Verhinderung einer wie auch immer definierten „Überversorgung" unzulässig sind.* Als zweites muß berücksichtigt werden, daß etwaige Zulassungsbeschränkungen nur für das Gebiet einer Kassenärztlichen Vereinigung gültig wären bzw. sind und betroffene Ärzte verhältnismäßig leicht auf andere Kassenärztliche Vereinigungen ausweichen könnten bzw. können. Drittens sehen die Bedarfsplanungsrichtlinien vor, daß bestimmte Leistungsanteile von einigen Spezialarztgruppen auf die allgemeinärztliche Versorgung angerechnet werden dürfen. Dadurch kann in vielen Fällen eine planmäßige Unterversorgung in der Gruppe der Allgemeinärzte kompensiert werden (Tabelle 1).

Tabelle 1. Arztdichte (Anzahl Einwohner pro Arzt) zu Beginn der kassenärztlichen Bedarfsplanung, Verhältniszahl laut Richtlinien und Arztdichte zum 1.1. 1982 (gesamtes Bundesgebiet)[14]

Arztgruppe	Arztdichte zum 1.1. 1977	Verhältniszahl lt. Richtlinien	Arztdichte zum 1.1. 1982
Allgemeinarzt	2485	2400	2452
Internist	8457	10000	6767
Frauenarzt	15818	16000	12404
Augenarzt	24359	24500	21320
Kinderarzt	24101	25000	21051
HNO-Arzt	29750	30000	28493
Orthopäde	36743	37000	27963
Hautarzt	40631	41000	38999
Chirurg	47439	47500	45876
Nervenarzt	53189	50000	39600
Radiologe	59702	60000	53991
Urologe	65355	66000	49885

[14] Quelle: Deneke u. Fiedler 1982, S. 53

2.1.3.3 Vertragswesen

Eines der ausgeprägtesten Merkmale der gemeinsamen Selbstverwaltung der Ärzte und Krankenkassen im Gesundheitswesen der Bundesrepublik besteht im Vertragssystem. Die Reichsversicherungsordnung enthält bezüglich Inhalt und Umfang der kassenärztlichen Versorgung sowie der Art und Weise ihrer Vergütung lediglich *Rahmenbestimmungen*. Die entscheidende Konkretisierung und Ausfüllung derselben bleibt den Ärzten und Kassen überlassen.

Von Gesetzes wegen haben die Kassenärztliche Bundesvereinigung und die Bundesverbände der Pflichtkrankenkassen auf höchster Ebene einen *„Bundesmantelvertrag"* über die kassenärztliche Versorgung abzuschließen. Als Bestandteil dieses Vertrags muß ein besonderer, paritätisch aus Vertretern der Ärzte und Kassen zusammengesetzter *Bewertungsausschuß* einen für das ganze Bundesgebiet einheitlichen und verbindlichen *„Bewertungsmaßstab"* vereinbaren, der „den Inhalt der abrechnungsfähigen ärztlichen Leistungen und ihr wertmäßiges, in Punkten ausgedrücktes Verhältnis zueinander" zu bestimmen hat[15]. Das Gesetz schreibt weiter vor, daß in bestimmten Zeitabständen auch zu überprüfen ist, „ob die Leistungsbeschreibungen und ihre Bewertungen noch dem Stande der medizinisch-technischen Entwicklung sowie dem Erfordernis der Rationalisierung und Wirtschaftlichkeit entsprechen"[16].

Mit Wirkung für die beteiligten Kassen schließen die Landesverbände der *Pflichtkrankenkassen* auf unterer Ebene mit den Kassenärztlichen Vereinigungen sog. *„Gesamtverträge"* ab, welche den Bundesmantelvertrag entsprechend den regionalen Bedürfnissen ergänzen und insbesondere die Vergütung der kassenärztlichen Tätigkeit regeln. Zur Verdeutlichung des Sachverhalts sei darauf hingewiesen, daß diese Aufgabe nur von den *bayerischen* Kassenverbänden *gemeinsam* wahrgenommen wird. In den übrigen Ländern schließen die Kassenärztlichen Vereinigungen mit jedem Landesverband (Landesverband der Ortskrankenkassen, Landesverband der Betriebskrankenkassen usw.) separate Gesamtverträge ab. Für Kassen, deren Tätigkeitsgebiet größer ist als jenes der entsprechenden Kassenärztlichen Vereinigung, werden die Gesamtverträge von der Kassenärztlichen Bundesvereinigung abgeschlossen. Zu denken ist hier vor allem etwa an große Betriebskrankenkassen.

Im Gegensatz zu den meisten Pflichtkrankenkassen sind die *Ersatzkassen* ausnahmslos bundesweit tätig. Ihre Beziehungen zu den Ärzten richten sich ausschließlich nach dem *„Ersatzkassen-Arztvertrag"*, der von den Bundesverbänden der Ersatzkassen mit der Kassenärztlichen Bundesvereinigung abgeschlossen wird und für alle Ersatzkassen verbindlich ist. *Die abrechnungsfähigen ärztlichen Leistungen haben sich aber auch im „Ersatzkassen-Arztvertrag" von Gesetzes wegen nach dem „Bewertungsmaßstab" des „Bundesmantelvertrags" zu richten.* Dementsprechend sind auch die Ersatzkassen im dafür zuständigen Bewertungsausschuß vertreten.

Das System der kassenärztlichen Versorgung ist so ausgestaltet, daß *ein vertragsloser Zustand nicht entstehen kann.* Kommt ein Vertrag ganz oder teilweise nicht zu-

---

[15] Reichsversicherungsordnung § 368 q, 4, Satz 2
[16] Reichsversicherungsordnung § 368 q, 4, Satz 3

stande, legt ein Schiedsamt, nach Ablauf eines vorgeschriebenen Vermittlungsverfahrens, den Vertragsinhalt verbindlich fest. Bis dahin bleibt der alte Vertrag in Kraft. Im Bereich der Pflichtkassen sieht die Reichsversicherungsordnung *Landes- und Bundesschiedsämter* vor, welche nebst dem Vorsitzenden und zwei weiteren unparteiischen Mitgliedern paritätisch aus Vertretern der Ärzte und Kassen bestehen. Die Bundesschiedsämter sind für die Bundesmantelverträge und die Gesamtverträge zwischen der Kassenärztlichen Bundesvereinigung und den über den Bezirk einer Kassenärztlichen Vereinigung hinaus tätigen Krankenkassen, die Landesschiedsämter für die Gesamtverträge zuständig. Der Ersatzkassen-Arztvertrag sieht *Ersatzkassen-Schiedsstellen* vor. Kommt im Bewertungsausschuß kein Entscheid über den Bewertungsmaßstab zustande, muß nach der Reichsversicherungsordnung der Ausschuß um fünf unparteiische Mitglieder erweitert werden.

2.1.3.4 Richtlinien zur kassenärztlichen Versorgung

Für Kassen und Ärzte sind nicht nur die entsprechenden Verträge, sondern auch die sog. „Richtlinien für die kassenärztliche Versorgung“ verbindlich. Diese Richtlinien werden von einem, nebst drei unparteiischen Mitgliedern, paritätisch aus Vertretern der Ärzte bzw. Zahnärzte und Kassen zusammengesetzten Bundesausschuß beschlossen und sollen „eine ausreichende zweckmäßige und wirtschaftliche Versorgung der Kranken“ sichern[17]. Das Gesetz sieht zwei Arten von Richtlinien vor: erstens Richtlinien mit allgemeiner Gültigkeit für alle Kassen, einschließlich der Ersatzkassen, und zweitens solche, die nur für die Pflichtkrankenkassen verbindlich sind. Zur ersten Gruppe gehören die Richtlinien

- zur Früherkennung von Krankheiten,
- über ausreichende, zweckmäßige und wirtschaftliche Maßnahmen hinsichtlich der Empfängnisregelung, der nicht rechtswidrigen Sterilisation und des nicht rechtswidrigen Schwangerschaftsabbruchs,
- für die Bedarfsplanung in der kassenärztlichen Versorgung.

Nur für die Pflichtkrankenkassen gelten die Richtlinien über

- die Einführung neuer Untersuchungs- und Heilmethoden,
- die Gewährung ärztlicher Sachleistungen,
- die Versorgung mit Zahnersatz,
- die Verordnung von Arznei- und Heilmitteln,
- die Verordnung von Krankenhauspflege,
- die Verordnung von Belastungserprobung und Arbeitstherapie,
- die Beurteilung von Arbeitsunfähigkeit.

Alle Richtlinien sind dem Bundesminister für Arbeit zur Genehmigung vorzulegen. Unterläßt es der Bundesausschuß, die erforderlichen Richtlinien zu beschließen, werden diese vom Bundesminister selbst erlassen.

---

[17] Reichsversicherungsordnung § 368 p, 1

2.1.3.5 *Vergütung der kassenärztlichen Tätigkeit und Honorarverteilung*

Die Reichsversicherungsordnung sieht vor, daß die Kassen nicht mit den einzelnen Ärzten, sondern mit den Kassenärztlichen Vereinigungen über die ambulante ärztliche Versorgung abrechnen. Jede Kasse hat zu diesem Zweck an die für ihr Tätigkeitsgebiet zuständige Kassenärztliche Vereinigung eine *Gesamtvergütung* zu entrichten, womit alle zugunsten ihrer Mitglieder erbrachten medizinischen Leistungen für einen bestimmten Zeitraum abgegolten werden. Die Ersatzkassen und weitere Kassen mit einem Tätigkeitsgebiet, das über jenes einer Kassenärztlichen Vereinigung hinausgeht, entrichten entsprechend der Anzahl betroffener Vereinigungen mehrere Gesamtvergütungen. Die Aufteilung der Gesamtvergütungen auf die einzelnen Ärzte erfolgt durch die Kassenärztlichen Vereinigungen. Demnach muß in diesem Zusammenhang klar zwischen den *Gesamtvergütungen* (der einzelnen Kassen) und der *Honorarverteilung* (durch die Kassenärztlichen Vereinigungen) unterschieden werden (Abb. 1).

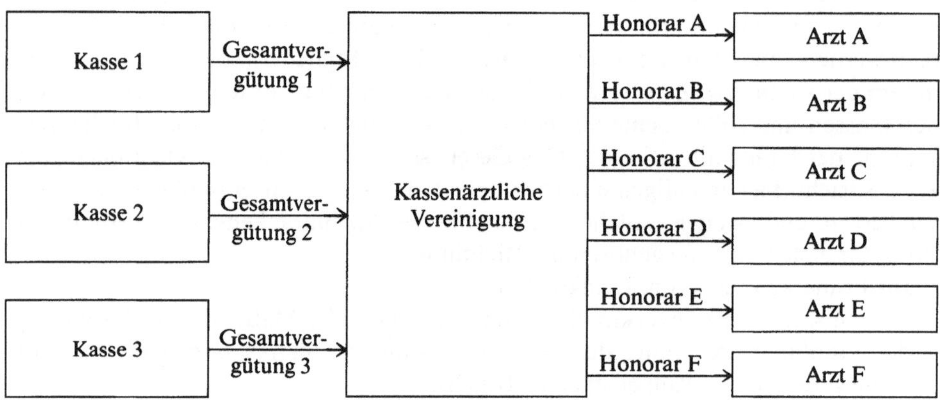

Abb. 1. Abwicklung der ärztlichen Honorierung über die Kassenärztliche Vereinigung

Nach dem Gesetz kann die *Gesamtvergütung* „als Festbetrag oder unter Berücksichtigung des Bewertungsmaßstabs nach Einzelleistungen, nach einer Kopfpauschale, nach einer Fallpauschale oder nach einem System berechnet werden, das sich aus der Verbindung dieser oder weiterer Berechnungsarten ergibt“[18]. Ärzte und Kassen genießen somit bezüglich der Vergütungsform eine große vertragliche Gestaltungsfreiheit. Dies gilt insbesondere dann, wenn die Gesamtvergütung als im voraus vereinbarter Festbetrag entrichtet wird, da in einem solchen Fall der „Bewertungsmaßstab“ nach „Bundesmantelvertrag“ nicht berücksichtigt zu werden braucht.

Wie an anderer Stelle bereits erwähnt, sind die Ärzte und Kassen vor rund 20 Jahren vom Pauschalhonorierungsverfahren zum System der Vergütung nach Einzelleistungen übergegangen und bis heute im wesentlichen auch dabei geblie-

[18] Reichsversicherungsordnung § 368 f, 2, Satz 2

ben[19]. Gegenwärtig vergüten die *Ersatzkassen* sowohl Ärzte als auch Zahnärzte vollumfänglich nach dem Einzelleistungsprinzip. Auf gleiche Weise honorieren die *Pflichtkassen* die Zahnärzte. Nur die Gesamtvergütungen der Pflichtkassen an die Ärzte stellen insofern eine Mischform zwischen Einzelleistungs- und Pauschalhonorierungsverfahren dar, als Laborleistungen in der Regel pauschal abgegolten werden. Dennoch: Der weitaus größte Teil der kassenärztlichen Versorgung wird auch von den Pflichtkrankenkassen nach Einzelleistungen abgerechnet.

Die gesetzliche Vorschrift, wonach bei der Vergütung nach Einzelleistungen der „Bewertungsmaßstab" berücksichtigt werden muß, bedeutet, daß gegenwärtig Ärzte und Kassen in den „Gesamtverträgen" und im „Ersatzkassen-Arztvertrag" im wesentlichen nur den in DM ausgedrückten Taxpunktwert vereinbaren müssen, da sowohl der Inhalt als auch das relative Wertverhältnis der abrechnungsfähigen Leistungen zueinander durch den „Bewertungsmaßstab" bestimmt werden. Entsprechend dem Tätigkeitsgebiet der Ersatzkassen gilt für sie im ganzen Bundesgebiet ein gleicher Taxpunktwert. Bei den Pflichtkrankenkassen variiert der Taxpunktwert aufgrund der zahlreichen „Gesamtverträge" nicht nur von Kassenärztlicher Vereinigung zu Kassenärztlicher Vereinigung, sondern - mit Ausnahme derjenigen Bayerns - innerhalb einer solchen auch von einem Landesverband der Kassen zum andern.

Als Grundlage für die Abrechnung dienen die von den Kassen an die Mitglieder abgegebenen Krankenscheine. Die Ärzte behalten die Krankenscheine ihrer Patienten zurück und vermerken darauf die erbrachten Leistungen. Am Ende eines Quartals reichen die Ärzte sämtliche Krankenscheine bei ihrer Kassenärztlichen Vereinigung ein, welche in der Folge die Scheine nach Kassen sortiert. Nach einer rechnerischen Überprüfung werden die Krankenscheine schließlich den einzelnen Kassen zugestellt, welche auf dieser Grundlage die Gesamtvergütungen vornehmen.

Bei der Verteilung der Gesamtvergütungen an die Ärzte sind die Kassenärztlichen Vereinigungen von Gesetzes wegen dazu verpflichtet, einen *„Honorarverteilungsmaßtab"* anzuwenden, den sie im Benehmen mit den Verbänden der Kassen festsetzen müssen. Die einzelnen Ärzte werden also für ihre erbrachten Leistungen von den Kassenärztlichen Vereinigungen auf einer anderen Grundlage entschädigt als letztere für dieselben Leistungen von den Kassen.

Die Reichsversicherungsordnung sieht jedoch vor, daß bei der Honorarverteilung „Art und Umfang der Leistungen des Kassenarztes zugrunde zu legen sind"[20]. Insbesondere ist „eine Verteilung der Gesamtvergütung nur nach der Zahl der Behandlungsfälle (Krankenscheine) ... nicht zulässig"[21]. Demgegenüber darf die Gesamtvergütung, wie bereits gesagt, ohne weiteres nach einer Fallpauschale berechnet werden. Der „Honorarverteilungsmaßstab" soll zugleich auch „sicherstellen, daß eine übermäßige Ausdehnung der Tätigkeit des Kassenarztes verhütet wird"[22]. In diesen gesetzlichen Bestimmungen kommt der doppelte Zweck des „Verteilungsmaßstabs" klar zum Ausdruck: Erstens wird den einzelnen Ärzten dadurch Gewähr

---

[19] Vgl. 1.1
[20] Reichsversicherungsordnung § 368f, 1, Satz 4
[21] Reichsversicherungsordnung § 368f, 1, Satz 4
[22] Reichsversicherungsordnung § 368f, 1, Satz 5

geboten, daß sie auch dann entsprechend ihren effektiv erbrachten Leistungen honoriert werden, wenn die Gesamtvergütung an die Kassenärztliche Vereinigung *ohne* Berücksichtigung des „Bewertungsmaßstabs" als im voraus bestimmter Festbetrag ausgerichtet wird. Zweitens sollen durch den „Verteilungsmaßstab" vor allem die im System der Vergütung nach Einzelleistungen enthaltenen Anreize zur mengenmäßigen ärztlichen Überproduktion vermindert werden.

Wird, wie dies heute der Fall ist, die Gesamtvergütung selbst nach Einzelleistungen berechnnet, entfällt die erstgenannte Funktion des „Verteilungsmaßstabs" weitgehend. So bewirken denn gegenwärtig mehr oder weniger alle „Verteilungsmaßstäbe", die von den Ärzten mit den Verbänden der *Pflichtkassen* vereinbart worden sind, eine degressive Honorierung bestimmter - meistens technischer - medizinischer Leistungen bei Überschreitung einer gewissen Menge. Die Gesamtvergütungen der *Ersatzkassen* werden von den Kassenärztlichen Vereinigungen *ohne jegliche Korrektur* durch einen besonderen „Verteilungsmaßstab", unter Abzug eines Verwaltungskostenbeitrags, nach Maßgabe des „Bewertungsmaßstabs - Bundesmantelvertrag" an die Ärzte verteilt.

In Abb. 2 ist das System der kassenärztlichen Vergütung schematisch wiedergegeben.

2.1.4 Arzneimittelverschreibung

2.1.4.1 Allgemeines

Die Ärzte sind befugt, im Rahmen der kassenärztlichen Versorgung grundsätzlich alle auf dem Markt erhältlichen Medikamente zu verschreiben. Die Abgabe der Arzneimittel an die Patienten erfolgt dabei fast ausschließlich durch die Apotheken. Eine Selbstdispensation durch den behandelnden Arzt ist nur in Ausnahmefällen erlaubt. Die generelle Zulassung der Arzneimittel zum Arzneimittelmarkt der Bundesrepublik richtet sich nach dem *Arzneimittelgesetz* vom 24.8. 1976 und erfolgt durch das *Bundesgesundheitsamt*. Dabei hat der Hersteller - analog zum Verfahren bei der Zulassung durch die Interkantonale Kontrollstelle für Heilmittel in der Schweiz - den Nachweis über die Wirksamkeit „nach dem jeweils gesicherten Stand der wissenschaftlichen Erkenntnisse" zu erbringen. Aufgrund dieser Handelszulassung sind derzeit in der Bundesrepublik etwa 120000 Medikamente registriert. Diese Zahl reduziert sich schätzungsweise auf rund 30000, wenn man nicht zwischen verschiedenen Darreichungsformen unterscheidet[23]. Die vergleichbaren Zahlen für die Schweiz belaufen sich auf ca. 30000 bzw. 6000[24].

Für die Versorgung von Mitgliedern der *Pflichtkrankenkassen* sieht die Reichsversicherungsordnung aber *„Richtlinien über die Verordnung von Arznei- und Heilmitteln"* vor[25]. Diese Richtlinien sind so zusammenzustellen, „daß dem Arzt der

---

[23] Vgl. Westphal 1981, S. 361

[24] Vgl. Gygi u. Henny 1977, S. 106, 1980, S. 107

[25] Vgl. 2.1.3.4

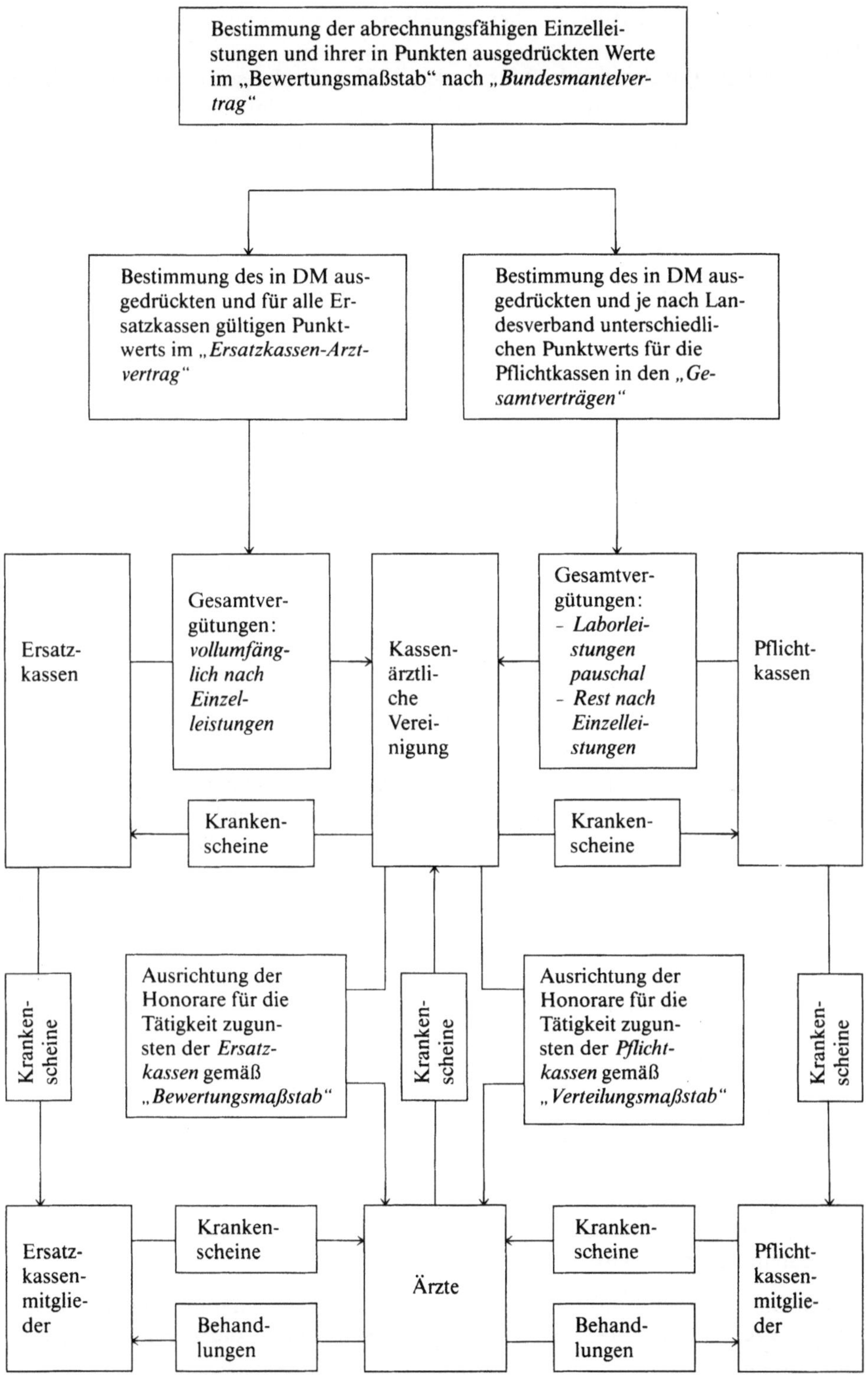

Abb. 2. System der kassenärztlichen Vergütung

Preisvergleich und die Auswahl therapiegerechter Verordnungsmengen ermöglicht wird"[26].

Während der Bundesausschuß für Ärzte und Krankenkassen für den Bereich der Arzneimittel Richtlinien erlassen hat, sind über die Verordnung von Heilmitteln bisher noch keine erstellt worden. Neben einer *„Preisvergleichsliste"* enthalten die Arzneimittelrichtlinien inhaltlich jedoch nicht viel mehr als allgemeine Ermahnungen an die Ärzte zu einer wirtschaftlichen Verordnungsweise unter dem *Primat des therapeutischen Nutzens vor dem Preis.* In einem Anhang sind weiter jene Medikamente aufgeführt, die im Rahmen der kassenärztlichen Tätigkeit nicht verordnet werden dürfen. Im wesentlichen handelt es sich dabei um Produkte wie Stärkungsweine, Kosmetika usw.

Sowohl Richtlinien als auch Preisvergleichsliste stellen im Einzelfall für den Arzt immer nur *Entscheidungshilfen* und keine -restriktionen dar. *Eine der schweizerischen „Arzneimittelliste mit Tarif" oder der „Spezialitätenliste" vergleichbare Liste, welche die zu Lasten der Kassen verordnungsfähigen Medikamente enthalten würde, gibt es in der Bundesrepublik nicht.*

2.1.4.2 Arzneimittellisten

Nachstehend sind kurz die wichtigsten in der Bundesrepublik vorhandenen, beabsichtigten oder zur Diskussion stehenden Arzneimittellisten beschrieben:

Preisvergleichsliste. Die Preisvergleichsliste des Bundesausschusses der Ärzte und Kassen gilt nur für die Versorgung von Mitgliedern der Pflichtkrankenkassen. Die Liste wird laufend aktualisiert und enthält Preisvergleiche und Hinweise zu den therapiegerechten Verordnungsmengen. Hingegen berücksichtigt sie die therapeutische Wirksamkeit nicht. Neben den Monopräparaten vergleicht die Liste nur jene Kombinationspräparate, welche eine identische Wirkstoffzusammensetzung aufweisen. *Dadurch wird der größte Teil der sich im Handel befindlichen Arzneimittel von der Liste nicht erfaßt.*

Transparenzliste. Die Regierung hat eine Sachverständigenkommission mit der Ausarbeitung einer sog. Transparenzliste beauftragt. Im Rahmen dieser Liste, die nicht nur für den kassenärztlichen Bereich gedacht ist, sollen Preise und bestimmte pharmazeutische Qualitäten, wie Wirkstoffzusammensetzung und Haltbarkeit der Arzneimittel, verglichen werden. *Bisher sind erst zwei Teilstücke der Transparenzliste veröffentlicht worden:* 1. die Transparenzliste „Herzmuskelinsuffizienz" und 2. die Transparenzliste „Herzrhythmusstörungen". Dabei hat sich herausgestellt, daß Wirksamkeitsvergleiche kaum angestellt werden können.

Rote Liste. Unter diesem Namen steht den Ärzten eine allgemeine Informationsschrift über die Arzneimittel zur Verfügung, welche von der pharmazeutischen Industrie herausgegeben wird.

Negativliste. Mit der Einführung des sog. „Krankenversicherungs-Kostendämpfungsgesetzes" im Jahre 1977 wurden die Bundesausschüsse dazu verpflichtet, eine

---

[26] Reichsversicherungsordnung § 368 p, 1

Liste jener Arznei-, Verband- und Heilmittel zusammenzustellen, die i. allg. nur bei geringfügigen Gesundheitsstörungen verordnet werden. Diese Medikamente sollten in Zukunft nur noch bei Vorliegen besonderer Voraussetzungen zu Lasten der Kassen abgegeben werden dürfen. Die Liste war dem Bundesminister für Arbeit und Sozialordnung zur Genehmigung vorzulegen. Ein erster Entwurf der Ärzte und Kassen wurde vom Ministerium abgelehnt. Mit dem „Kostendämpfungs-Ergänzungsgesetz" von 1981 ist das Bundesministerium ermächtigt worden, die entsprechenden Arznei-, Verband- und Heilmittel selbst zu bestimmen.

Positivliste. Aus verschiedensten Kreisen wird eine sog. Positivliste gefordert, welche alle für die kassenärztliche Versorgung verordnungsfähigen Arzneimittel unter Berücksichtigung von Qualität und Preis zu enthalten hätte. Von der Funktion her betrachtet würde diese also am ehesten der schweizerischen „Spezialitätenliste" entsprechen.

2.2 Stationäre Versorgung[27]

2.2.1 Krankenhaus- und Personalstruktur

Die Trägerschaft der Krankenhäuser in der Bundesrepublik Deutschland gliedert sich in die drei Gruppen
- öffentliche Krankenhäuser,
- frei-gemeinnützige Krankenhäuser,
- „private" Krankenhäuser.

Die öffentlichen Krankenhäuser befinden sich fast ausschließlich in Händen der Länder und Gemeinden. Nur ausnahmsweise, wie im Falle der Bundeswehrkrankenhäuser, werden Spitäler vom Bund getragen. Die frei-gemeinnützigen Krankenhäuser werden vor allem von religiösen, humanitären oder sonstigen sozialen Einrichtungen betrieben. Die „privaten" Kliniken sind oft im Besitz von Einzelpersonen, wie z. B. Ärzten.

Die *Anzahl der Krankenhäuser* verteilt sich ungefähr zu gleichen Teilen auf alle drei Gruppen. Von der Gesamtheit aller *Betten* befinden sich aber rund die Hälfte in öffentlicher und nur ⅛ in „privater" Trägerschaft (Tabelle 2).

Alle Krankenhausärzte sind gegen festes Gehalt und in der Regel auf privatrechtlicher Basis angestellt. Beamtete Ärzte in öffentlichen Krankenhäusern bilden die Ausnahme. Leitenden Ärzten wird üblicherweise das Recht zugestanden, Privatpatienten auf eigene Rechnung behandeln zu dürfen (sog. Liquidation). In den meisten Ländern sehen die Krankenhausgesetze jedoch vor, daß ein Teil des aus dieser privatärztlichen Tätigkeit entstandenen Einkommens an die weiteren ärztlichen Mitarbeiter abgeführt werden muß.

---

[27] Vgl. Brandecker 1978, S. 32 ff.

Tabelle 2. Krankenhäuser und Betten nach Trägerschaft (Stand: 31.12. 1980)[28]

	Krankenhäuser		Betten	
	Anzahl	Prozent	Anzahl	Prozent
Öffentliche Krankenhäuser	1190	37	370714	52,5
Frei-gemeinnützige Krankenhäuser	1097	34	248717	35
„Private“ Krankenhäuser	947	29	88279	12,5
Insgesamt	3234	100	707710	100

Tabelle 3. Personal in den Krankenhäusern nach Berufen (Stand: 31.12. 1980)[29]

	Anzahl	Prozent
Ärzte, Medizinalassistenten und Zahnärzte	73604	9,6
Krankenpflegepersonal	352503	46,0
Medizinisch-technische Assistenten	24630	3,2
Krankengymnasten, Masseure und medizinische Bademeister	14580	1,9
Wirtschaftspersonal	186028	24,3
Verwaltungspersonal	55806	7,3
Übriges Personal	58490	7,7
Personal insgesamt	765641	100

2.2.2 „Rahmenverträge“ auf Landesebene

Die Reichsversicherungsordnung verpflichtet die Landesverbände der Krankenkassen und die Krankenhäuser zum Abschluß von sog. „Rahmenverträgen“ über die allgemeinen Bedingungen der Krankenhauspflege, insbesondere über Aufnahme und Entlassung, Bescheinigungen sowie Übernahme und Abwicklung der Kosten. Die Verträge können auch allgemeine Regelungen über zeitlich begrenzte vorstationäre Diagnostik und nachstationäre Behandlung im Krankenhaus vorsehen, die aufgrund einer Überweisung durch einen Kassenarzt erforderlich sind.

Kommt ein Vertrag ganz oder teilweise nicht zustande, wird der Vertragsinhalt nach einem vorgeschriebenen Vermittlungsverfahren von einer aus unparteiischen Mitgliedern sowie Vertretern der Kassen und Krankenhäuser bestehenden Schiedsstelle festgelegt[30].

[28] Quelle: Wirtsch Stat 1982, 4/308
[29] Quelle: Wirtsch Stat 1982, 4/309
[30] Vgl. Reichsversicherungsordnung §§ 372 und 374

2.2.3 Finanzierung und Bedarfsplanung nach dem Krankenhausgesetz von 1972

Durch eine Änderung des Grundgesetzes im Jahre 1969 erhielt der Bund erstmals die Gelegenheit, die Finanzierung der Krankenhäuser in der Bundesrepublik gesetzlich zu regeln. Von dieser Möglichkeit machte er denn auch mit dem Erlaß des *Gesetzes zur wirtschaftlichen Sicherung der Krankenhäuser und zur Regelung der Krankenhauspflegesätze (KHG)* 1972 Gebrauch. Ein Jahr später folgte die *Verordnung zur Regelung der Krankenhauspflegesätze.* Seither ist die Finanzierung des stationären Bereichs in der Gesundheitsversorgung der Bundesrepublik durch zwei Wesensmerkmale gekennzeichnet:

a) getrennte Finanzierung der Investitions- und Betriebskosten (sog. duale Finanzierung der Krankenhäuser),
b) Vollkostenfinanzierung der Betriebsaufwendungen für wirtschaftlich geführte Krankenhäuser über die Pflegesätze.

Das Gesetz sieht zunächst einmal vor, daß die *öffentliche Hand,* unabhängig von der Trägerschaft, *die Investitionskosten der Krankenhäuser in vollem Umfang zu übernehmen hat.* Lediglich allgemeine Krankenhäuser mit weniger als 100 Betten erhalten, weil von der Größe her als zu klein und deshalb als unwirtschaftlich eingestuft, keine Investitionsbeiträge, es sei denn, sie werden von der zuständigen Landesbehörde ausdrücklich als erforderlich bezeichnet. Diese Regelung wirkt sich vor allem auf viele kleine private Krankenhäuser nachteilig aus. Nach dem Gesetz hat der Bund für Neu-, Um- und Erweiterungsbauten sowie Ersatzinvestitionen Beiträge in der Höhe eines Drittels der erforderlichen Mittel zu leisten. Den Ländern bleibt es freigestellt, den Rest unter sich und den Gemeinden aufzuteilen. Die so umschriebenen Investitionsbeiträge belaufen sich heute auf etwa 15% der gesamten im stationären Bereich anfallenden Kosten und werden fast ausnahmslos zu je gleichen Anteilen von Bund, Ländern und Gemeinden aufgebracht.

Weiter müssen die Pflegesätze der Krankenhäuser so angesetzt werden, daß die Betriebskosten eines „sparsam wirtschaftenden und leistungsfähigen Krankenhauses" vollständig über den daraus resultierenden Erlös abgedeckt werden[31]. Mit andern Worten: Unter der Voraussetzung einer wirtschaftlichen Betriebsführung haben die Krankenhäuser einen gesetzlichen Anspruch darauf, die gesamten laufenden Aufwendungen auf die Patienten bzw. deren Krankenkassen und Privatversicherungen abzuwälzen.

Für die Festsetzung der Pflegesätze und damit auch für die (indirekte) Beurteilung der Wirtschaftlichkeit der Krankenhäuser sieht das Gesetz ein zweistufiges Verfahren vor. Grundsätzlich hat nämlich der jeweilige Krankenhausträger mit den betroffenen Krankenkassen den entsprechenden Pflegesatz zu vereinbaren, welcher anschließend der zuständigen Landesbehörde zur Genehmigung vorzulegen ist. Kommt eine solche Vereinbarung aber innerhalb von 6 Wochen nicht zustande, „so setzt die Landesbehörde auf Antrag einer Partei die Pflegesätze unverzüglich fest"[32].

---

[31] Krankenhausgesetz § 4, 1
[32] Krankenhausgesetz § 18, 4

Die Pflegesätze sind als Pauschale pro Patient und Tag definiert und decken die gesamten Kosten inkl. Unterkunft und Verpflegung ab. Die Pflegesätze sind von Gesetzes wegen auf alle Benutzer eines Krankenhauses anzuwenden, und die *medizinische* Leistungserbringung hat ausschließlich nach dem Bedarfsprinzip zu erfolgen. Nur in bezug auf sog. „Wahlleistungen", wie Bedienung und Unterkunft, ist eine Unterscheidung in privat- und sozialversicherte Patienten zulässig.

Das Krankenhausgesetz von 1972 verfolgte nicht nur das Ziel der wirtschaftlichen Sicherung der Krankenhäuser, sondern versuchte darüber hinaus auch auf eine bedarfsgerechte Entwicklung des stationären Sektors hinzuwirken. So wurden die Länder erstmals von Gesetzes wegen zu einer zumindest formell einheitlichen Bedarfsplanung für den Krankenhausbereich verpflichtet. Die Länder haben seither lang-, mittel- und kurzfristige Pläne zu errichten:

- Die langfristige Planung, der eigentliche *Bedarfsplan,* hat die angestrebte Zielversorgung im stationären Sektor für das ganze Land festzuhalten.
- Mittelfristig sind dem Bund für seine mehrjährige Finanzplanung *Programme* zur Durchführung des Krankenhausbaues und deren Finanzierung bekanntzugeben.
- Kurzfristig sind die Länder verpflichtet, *einjährige Krankenhausbauprogramme* zu erstellen.

Die *materielle Gestaltung* und Ausfüllung der vom Bund vorgeschriebenen Krankenhausbedarfsplanung liegt aber völlig in der Kompetenz der Länder. Über diese Tatsache darf die (formelle) bundeseinheitliche Bedarfsplanung nicht hinwegtäuschen. Der Bund kann lediglich einen Teil der oben erwähnten Beiträge für Krankenhausinvestitionen nach Schwerpunkten, wie beispielsweise zur Befriedigung eines überregionalen Bettenbedarfs oder zur Beseitigung einer regionalen Unterversorgung, vergeben. Die für die Bedarfsplanung zuständigen obersten Landesbehörden bilden auf Bundesebene einen „Ausschuß für Fragen der wirtschaftlichen Sicherung der Krankenhäuser", dem auch die beteiligten Bundesressorts angehören. Der Ausschuß, der vor allem eine Abstimmung der mittelfristigen Programme zur Durchführung des Krankenhausbaues gewährleisten soll, hat jedoch nur beratende Funktion. Hinsichtlich des Verfahrens zur Planerstellung sieht das Bundesgesetz u.a. zwingend vor, daß die Krankenhausgesellschaft und die Spitzenverbände der Krankenkassen sowie die sonstigen wesentlich Beteiligten im Lande anzuhören sind.

Wenn auch die Kriterien zur Aufnahme eines bestimmten Krankenhauses in den Bedarfsplan von Land zu Land verschieden sind, die Auswirkungen einer Berücksichtigung bzw. Nichtberücksichtigung bleiben dieselben: Das Krankenhaus hat Anspruch auf Investitionskostenübernahme durch die öffentliche Hand, oder es muß diese selber finanzieren. Im zweiten Fall, der, wie schon gesagt, vor allem bei kleinen Privatkliniken durchaus eintreten kann, ist besonders jene gesetzliche Bestimmung von Bedeutung, *wonach ein nicht gefördertes Krankenhaus von Sozialversicherten keine höheren Pflegesätze verlangen darf* als eine vergleichbar leistungsfähige, aber finanziell öffentlich geförderte Institution[33].

[33] Vgl. Krankenhausgesetz § 17, 5

2.2.4 Belegärztliche Versorgung

Im Rahmen einer belegärztlichen Tätigkeit können auch frei praktizierende Ärzte an der stationären Versorgung der Bevölkerung teilnehmen. Die belegärztliche Tätigkeit darf aber für einen Kassenarzt in keinem Fall zur Hauptbeschäftigung werden. Deshalb stellen die Krankenhäuser einem Arzt zu diesem Zweck höchstens 25 Belegbetten zur Verfügung. Da der Belegarzt seine Aufgabe auch im Krankenhaus selbständig wahrnimmt, rechnet er die erbrachten ärztlichen Leistungen mit dem Patienten direkt ab. Im Falle eines Sozialversicherten erfolgt dies über die entsprechende Kassenärztliche Vereinigung und Krankenkasse.

Die Zahl der Belegärzte ist in den letzten Jahren leicht rückläufig (Tabelle 4).

Tabelle 4. Belegärzte sowie in freier Praxis und in Krankenhäusern tätige Ärzte 1970, 1975 und 1980 (Jahresende)[34]

	1970	1975	1980
Belegärzte	6865	6174	5799
In freier Praxis tätige Ärzte	49827	53303	59777
In Krankenhäusern tätige Ärzte (exkl. Belegärzte)	39685	54461	66741

2.3 Soziale Krankenversicherung

2.3.1 Versicherungsdichte

1980 waren in der Bundesrepublik 90,3% der Bevölkerung im Rahmen der sozialen Krankenversicherung gegen Krankheit versichert (1970: 87,9%)[35]. Aus dieser hohen Versicherungsdichte ergibt sich unmittelbar die hervorragende Bedeutung der sozialen Krankenversicherung für das ganze System der Gesundheitssicherung in Deutschland.

2.3.2 Versicherungspflicht

Das System der sozialen Krankenversicherung in der Bundesrepublik sieht für bestimmte Personengruppen eine *gesetzliche Versicherungspflicht* vor. Zu den versicherungspflichtigen Personen gehören im wesentlichen:

---

[34] Quellen: Bundesminister für Jugend, Familie und Gesundheit 1980, S. 248; Deneke u. Fiedler 1982, S. 8; Wirtsch Stat 1982, 4/309

[35] Quelle: Statistisches Bundesamt Wiesbaden 1971, S. 6, 1981, S. 20

- alle Arbeiter (unabhängig von der Höhe ihres Lohns),
- Angestellte mit einem Einkommen bis zu einer bestimmten Einkommens- bzw. *Versicherungspflichtgrenze* (1984: monatlich 3900 DM),
- Rentenberechtigte der Arbeiter- und Angestelltenrentenversicherungen, sofern sie seit der erstmaligen Aufnahme einer Erwerbstätigkeit mindestens die Hälfte der Zeit Mitglied eines Trägers der sozialen Krankenversicherung oder mit einem solchen Mitglied verheiratet waren,
- Studenten.

Die Versicherungspflichtgrenze für Angestellte ist eine an der wirtschaftlichen Entwicklung orientierte und dynamisierte Größe, die in der Reichsversicherungsordnung auf 75 vom Hundert der für Jahresbezüge in der Rentenversicherung der Arbeiter geltenden Beitragsbemessungsgrenze festgelegt ist[36].

Personen, die nicht unter die Versicherungspflicht fallen, können grundsätzlich der für sie zuständigen Krankenkasse *freiwillig* beitreten. Angestellte mit einem Einkommen, das schon bei Beginn ihrer Berufstätigkeit die Versicherungspflichtgrenze übersteigt, sowie nicht versicherungspflichtige Rentner mit einem Einkommen bis zu derselben, haben während einer bestimmten Zeitspanne Rechtsanspruch darauf. Genauso können Personen ihrer bisherigen Krankenkasse weiterhin als freiwillige Mitglieder angehören, wenn sie aus irgendeinem Grunde nicht mehr versicherungspflichtig sind. Eine uneingeschränkte und allgemeine *Versicherungsberechtigung* besteht jedoch nicht.

Nicht erwerbstätige *Familienangehörige* von Mitgliedern genießen ebenfalls Versicherungsschutz durch die Kasse, ohne dabei aber als „Mitglieder" zu gelten.

2.3.3 Struktur der Trägerschaft (Kassenarten)

Nebst der Versicherungspflicht sieht das System der sozialen Krankenversicherung auch einen *Kassenzwang* vor. Den Versicherten wird nämlich vom Gesetz vorgeschrieben, welcher Kasse sie beizutreten haben. Dabei gilt folgende Regelung: Angehörige eines Betriebs oder Berufs, für den eine Kasse errichtet worden ist, sind automatisch in dieser Kasse zu versichern (Betriebs- oder Berufskrankenkasse). Die übrigen Personen werden den regional gegliederten Ortskrankenkassen zugewiesen. Diese Regelung gilt gleichermaßen für Pflicht- wie für freiwillig Versicherte. Rentner gehören jener Kasse an, in welcher sie schon während der Erwerbszeit versichert waren.

Heute bestehen in der Bundesrepublik folgende *Arten von gesetzlichen Krankenkassen:*

Allgemeine Ortskrankenkassen. Sie sind *nach örtlichen Bezirken gegliedert* und subsidiär für alle jene Versicherten zuständig, die keiner Betriebs- oder Berufskrankenkasse angehören.

Betriebskrankenkassen. Sie können für *einzelne Betriebe* auf Antrag des Arbeitgebers errichtet werden, wenn sie erstens ebenso leistungsfähig wie die am Ort tätigen Ortskrankenkassen sind und zweitens diese in ihrer Existenz nicht gefährden.

---

[36] Vgl. Reichsversicherungsordnung § 165, 1 Ziff. 2

Innungskrankenkassen. Für sie gilt im wesentlichen das gleiche wie für die Betriebskrankenkassen.

Knappschaftliche Krankenkasse. 1969 ist für alle Bezirksknappschaften (bergmännische Betriebe) die Knappschaftliche Krankenkasse als einheitlicher Versicherungsträger eingeführt worden.

Landwirtschaftliche Krankenkassen. 1972 wurde bei jeder Landwirtschaftlichen Berufsgenossenschaft eine eigene Krankenkasse errichtet.

Seekrankenkasse. In dieser Kasse sind alle Besatzungsmitglieder deutscher Seefahrzeuge versichert.

Eine beschränkte Möglichkeit der freien Kassenwahl besteht für die Versicherten aber insofern, als grundsätzlich jedermann aus der gesetzlich vorgeschriebenen Pflichtkasse aus- und dafür einer sog. ***Ersatzkasse*** beitreten kann. Die Ersatzkasse hat dabei selbstverständlich mindestens die für die gesetzlichen Kassen vorgeschriebenen Leistungen zu erbringen. Alle Ersatzkassen sind ***für bestimmte Berufsgruppen zugelassen und bundesweit tätig.*** Sie dürfen ***entweder nur Arbeiter oder nur** Angestellte* versichern. Aufgrund der heutigen Struktur der Ersatzkassen können zwar alle Angestellten, jedoch nur eine verschwindend kleine Zahl von Arbeitern die Mitgliedschaft einer Ersatzkasse erwerben. Während es nämlich ganz allgemein Ersatzkassen für den weiten Berufszweig der Angestellten gibt, beschränken sich die Arbeiter-Ersatzkassen auf einige wenige und spezifische Berufe, wie z. B. jenen des Goldschmieds[37].

Tabelle 5 zeigt, daß am 1. Juli 1983 88,1% der Mitglieder auf die drei Kassenarten „Allgemeine Ortskrankenkassen", „Betriebskrankenkassen" und „Angestellten-Ersatzkassen" entfielen.

Tabelle 5. Kassenarten, Anzahl Kassen und Mitglieder in der sozialen Krankenversicherung der Bundesrepublik (Stand: 1. 7. 1983)[38]

Kassenart		Anzahl Kassen	Anzahl Mitglieder	
			in 1000	in %
Gesetzliche Kassen	Allgemeine Ortskrankenkassen	270	16209	45,5
	Betriebskrankenkassen	788	4181	11,7
	Innungskrankenkassen	155	1869	5,2
	Knappschaftliche Krankenkasse	1	983	2,8
	Landwirtschaftliche Krankenkassen	19	824	2,3
	Seekrankenkasse	1	59	0,2
Ersatzkassen	Angestellten-Ersatzkassen	7	11025	30,9
	Arbeiter-Ersatzkassen	8	489	1,4
Kassen insgesamt		1249	35639	100,0

[37] Vgl. 1.3.3.1

[38] Quelle: Bundesarbeitsblatt Nr. 11/83, S. 94

Aus Tabelle 6 geht zudem deutlich hervor, daß die „Angestellten-Ersatzkassen" über den größten Bestand an *freiwilligen Mitgliedern* verfügen.

Tabelle 6. Bestand an freiwilligen Mitgliedern in der sozialen Krankenversicherung nach Kassenarten (Stand: 1.7. 1983)[39]

Kassenart	Mitglieder insgesamt	Freiwillige Mitglieder	
		absolut	in %
Allgemeine Ortskrankenkassen	16209365	1021431	6,3
Betriebskrankenkassen	4181018	386466	9,2
Innungskrankenkassen	1868999	164856	8,8
Knappschaftliche Krankenkasse	982574	42170	4,3
Landwirtschaftliche Krankenkassen	823742	16767	2,0
Seekrankenkasse	58600	13138	22,4
Angestellten-Ersatzkassen	11025056	2849165	25,8
Arbeiter-Ersatzkassen	489443	65582	13,4
Kassen insgesamt	35638797	4559575	12,8

2.3.4 Leistungen und Leistungsausgaben

Im Zusammenhang mit den Kassenleistungen muß ausdrücklich darauf hingewiesen werden, daß der Begriff „Krankheit" der Reichsversicherungsordnung die schweizerische Legaldefinition von „Unfall" miteinschließt. Ein Sozialversicherter hat in der Bundesrepublik automatisch auch bei Unfall Anspruch auf dieselben Versicherungsleistungen wie beim Vorliegen einer Krankheit. Ob die Ursache einer Gesundheitsstörung in Krankheit oder Unfall begründet liegt, ist nur insofern von Bedeutung, als dadurch möglicherweise die leistungspflichtige Kasse auf einen andern Versicherungsträger, z.B. die gesetzliche Unfallversicherung, Rückgriff nehmen kann. Eine „Risikodeckungslücke" kann für den Versicherten daraus jedoch nicht entstehen.

Die Reichsversicherungsordnung sieht für die Krankenversicherung *Regel- und Mehrleistungen* vor. Erstere entsprechen den gesetzlich vorgeschriebenen Mindestleistungen, welche alle Kassen ihren Mitgliedern zu gewähren haben. Letztere können von den Kassen zusätzlich aufgrund statutarischer Bestimmungen erbracht werden. *Der Spielraum zur Gewährung von Mehrleistungen wird jedoch durch die Reichsversicherungsordnung bestimmt und ist, zumindest an schweizerischen Verhältnissen gemessen, relativ gering.* Zusatzleistungen, wie Unterbringung in Krankenhäusern in Ein- oder Zweibettzimmern, sind sowohl den gesetzlichen als auch den Ersatzkassen untersagt. Dieser Versicherungsbereich ist der Privatassekuranz vorbehalten. Wie groß der Anteil der Mehrleistungen an den gesamten Leistungen ist, läßt sich nicht genau ermitteln, da die Kassen bei ihrer Verbuchung nicht zwischen diesen beiden Leistungsarten unterscheiden. Für den Bereich der *gesetzlichen Kran-*

[39] Quelle: Bundesarbeitsblatt Nr. 11/83, S. 94f.

kenkassen liegen Berechnungen vor, die den Anteil der Mehrleistungen an den gesamten Leistungen auf durchschnittlich weniger als 5% schätzen[40].

Die wichtigsten vom Gesetz vorgeschriebenen *Mindest- bzw. Regelleistungen* sind[41]:

1. Maßnahmen zur Früherkennung von Krankheiten
- Untersuchungen bei Kindern bis zur Vollendung des 4. Lebensjahrs zur Früherkennung von Krankheiten;
- jährliche Untersuchungen zur Früherkennung von Krebserkrankungen, bei Frauen vom Beginn des 20. und bei Männern vom Beginn des 45. Lebensjahrs an.

2. Krankenhilfe
- Ärztliche und zahnärztliche ambulante und stationäre Behandlung ohne zeitliche Beschränkung;
- Versorgung mit Arznei-, Heil- und Hilfsmitteln sowie mit Brillen (Selbstkostenanteile: DM 1,50 je Arzneimittel, DM 4,-- je Verordnung von Heilmitteln und Brillen);
- häusliche Krankenpflege, wenn Krankenhauspflege geboten aber nicht durchführbar ist oder wenn Krankenhauspflege dadurch nicht erforderlich wird;
- Krankengeld in der Höhe von 80% des entgangenen regelmäßigen Lohns, jedoch höchstens von 80% der jeweils geltenden Versicherungspflichtgrenze (vgl. 2.3.2). Wegen der gleichen Krankheit wird das Krankengeld für höchstens 78 Wochen innerhalb von 3 Jahren - also der Hälfte der Zeit - gewährt.
  Da aber nach dem *„Gesetz über die Lohnfortzahlung im Krankheitsfall“* jeder Arbeitnehmer gegenüber dem Arbeitgeber in den ersten 6 Wochen seiner Arbeitsunfähigkeit Anspruch auf Lohnfortzahlung hat, müssen die Kassen in den weitaus meisten Fällen erst ab der 7. Woche für den Lohnausfall aufkommen.

3. Mutterschaftshilfe
- Ärztliche Betreuung und Hebammenhilfe vor, während und nach der Schwangerschaft;
- Pflege in einer Entbindungs- oder Krankenanstalt sowie Hilfe und Betreuung durch Hauspflegerinnen;
- Mutterschaftsgeld.

4. „Sonstige Hilfen“
- Ärztliche Beratung zur Empfängnisregelung;
- ärztliche Leistungen zur Durchführung einer (rechtlich zulässigen) Sterilisation sowie eines (rechtlich zulässigen) Schwangerschaftsabbruchs.

5. Familienhilfe
- Ausdehnung des Versicherungsschutzes auf nichterwerbstätige bzw. unterhaltsberechtigte Familienangehörige der Kassenmitglieder.

---

[40] Vgl. Düttmann 1978, S. 50
[41] Vgl. Reichsversicherungsordnung §§ 179-224

Die wohl bedeutendste *Mehrleistung* der Kassen besteht in den *Zuschüssen zu den Kosten für Zahnersatz und Zahnkronen*. Die Höhe der Zuschüsse kann von den Kassen in ihren Satzungen selbst festgelegt werden, darf aber seit dem 1. Januar 1982 in keinem Fall 60% der Kosten übersteigen.

Mit Ausnahme der Geldleistungen erbringen die Kassen alle Leistungen nach dem *Sachleistungsprinzip* („tiers payant").

Würde man die Leistungsausgaben der deutschen Krankenversicherung gemäß Tabelle 7 jenen der anerkannten Kassen in der Schweiz gegenüberstellen, erhielte man aufgrund der unterschiedlichen Finanzierungsstrukturen, insbesondere in den Bereichen Krankenhausbehandlung und Zahnpflege, ein verzerrtes Bild. Deshalb sind für den in Tabelle 8 angestellten Vergleich der Ausgaben für Gesundheitsleistungen in den beiden Ländern auf schweizerischer Seite soweit wie möglich die effektiven Kosten herangezogen worden.

Tabelle 7. Leistungsausgaben der deutschen Krankenkassen je Versicherten nach Leistungsarten im Jahre 1980[42,43]

	DM	%	DM	%
Ambulante Behandlung	821,-	53,1		
davon: ärztliche Behandlung			276,-	17,9
zahnärztliche Behandlung			99,-	6,4
Zahnersatz			132,-	8,5
Arzneimittel			226,-	14,6
Heil- und Hilfsmittel			88,-	5,7
Stationäre Behandlung	458,-	29,6		
Krankengeld (Lohnersatz)	120,-	7,8		
Vorbeugung und Früherkennung	16,-	1,0		
Mutterschaftshilfe	55,-	3,6		
Übriges	76,-	4,9		
Leistungen insgesamt	1546,-	100,0		

Bei der Interpretation der Tabelle 8 ist wegen der verhältnismäßig unsicheren Datenbasis äußerste Vorsicht geboten. So wären beispielsweise nach einer Schätzung von Gygi u. Frei die Kosten für Arzneimittel in der Schweiz beinahe zu verdoppeln, sofern der Verbrauch an Medikamenten durch Selbstzahler und Privatversicherte mitberücksichtigt würde[44]. Für die Bundesrepublik liegt demgegenüber keine entsprechende Schätzung vor. Aber auch die Kosten für Krankenhausbehandlung dürfen nicht vorbehaltlos miteinander verglichen werden, denn die schweizerischen Kassen übernehmen im Rahmen ihrer Spitalzusatzversicherungen auch die Kosten für private Abteilungen. In Deutschland werden solche Leistungen, wie bereits er-

---

42 Eigene Berechnungen, gestützt auf: Bundesverband der Ortskrankenkassen, Statistische Informationen, Reihe 2: Finanzen, Nr. 11/82, S. 4; Statistisches Bundesamt Wiesbaden 1981, S. 20

43 Weil nur alle 4 Jahre Erhebungen über die Anzahl der im Rahmen der Familienhilfe mitversicherten Familienangehörigen gemacht werden, sind gegenwärtig keine aktuelleren und gleichzeitig zuverlässigen Zahlen über die Kosten *je Versicherten* - und nicht nur *je Mitglied* - verfügbar

44 Vgl. Gygi u. Frei 1982, S. 68 f.

Tabelle 8. Vergleich der Kosten je Versicherten in einigen Hauptbereichen der Gesundheitsversorgung der Bundesrepublik und der Schweiz im Jahre 1980[45]

Kosten je Versicherten für	BRD[a]		CH	
	DM	%	Fr.	%
Ambulante ärztliche Behandlung	276,-	22,2	263,-[b]	22,4
Zahnärztliche Behandlung (inkl. Zahnersatz)	231,-	18,5	188,-[c]	16,0
Arzneimittel	226,-	18,1	134,-[d]	11,4
Krankenhausbehandlung	458,-[e]	36,8	564,-[f]	48,0
Mutterschaftshilfe	55,-	4,4	26,-[g]	2,2
Total	1246,-	100,0	1175,-	100,0

[a] Die für die Bundesrepublik angeführten Werte entsprechen den Leistungsausgaben der Kassen (vgl. Tabelle 7)

[b] Aufwendungen der Kassen inkl. von einem Arzt angeordnete Heilanwendungen und Kostenbeteiligung der Patienten

[c] Gesamtaufwand für Zahnärzte, Zahnkliniken und Zahntechniker dividiert durch Wohnbevölkerung (Quelle: Gygi u. Frei)

[d] Aufwendungen der Kassen inkl. Kostenbeteiligung der Patienten

[e] Der angeführte Betrag kann als repräsentativ für die durchschnittlichen Betriebskosten im Krankenhausbereich betrachtet werden, da diese in der BRD von Gesetzes wegen in vollem Umfang zu Lasten der Benutzer bzw. deren Versicherungen zu gehen haben (vgl. 2.2.3)

[f] Betriebsaufwand nach VESKA-Spitalstatistik abzüglich einen auf Selbstzahler und Priavatversicherte entfallenden und geschätzten Anteil von 22% (Schätzung: Gygi u. Frei)

[g] Aufwendungen der Kassen

wähnt, nur von den Privatversicherern angeboten. Daraus resultiert für die schweizerischen Kassenmitglieder eine Erhöhung der durchschnittlichen Krankenhausbetriebskosten, die nur sehr vage erfaßt werden kann. Schließlich ist es möglich, daß die Abgrenzung der Investitions- von den Betriebskosten in den beiden Ländern ziemlich unterschiedlich erfolgt.

Gestützt auf die vorhandenen Zahlen kann aber mit großer Wahrscheinlichkeit trotzdem davon ausgegangen werden, daß - im Gegensatz zu den übrigen wichtigen Leistungsbereichen - *die Krankenhausbehandlung in der Schweiz teurer ist als in der Bundesrepublik.*

Zusammenfassend kann zu den Versicherungsleistungen folgendes festgehalten werden:

1. Die Mindestleistungen der deutschen Krankenversicherung sind im Vergleich zu jenen der anerkannten Kassen in der Schweiz bedeutend umfassender. Dazu tragen insbesondere der Einschluß von zahnärztlichen Leistungen, Präventivmaßnahmen und des Unfallrisikos, die Zahlung von Krankengeld, die Gewährung des Versicherungsschutzes an Familienangehörige und ein weitgehender Verzicht auf eine Selbstbeteiligung der Patienten in der Bundesrepublik bei.

[45] Quellen: Bundesverband der Ortskrankenkassen (1982) Statistische Informationen, Reihe 2: Finanzen, Nr. 11, S. 2; Gygi u. Frei 1982, S. 86f.; Spitalstatistik 1980, Tab. 1.01.0; Statistik über die Krankenversicherung 1980 (erschienen 1982) Tab. 4, 52, 56, 72 und 74; Statistisches Bundesamt Wiesbaden 1981, S. 20

2. Aufgrund des relativ geringen Spielraums zur Ausgestaltung des Angebots von Mehrleistungen sind die Grenzen zwischen Sozialversicherung und Privatassekuranz in Deutschland klarer gezogen als in der Schweiz, wo sich das Angebot der anerkannten Krankenkassen mit jenem der privaten Versicherungsgesellschaften vielfach überschneidet.

2.3.5 Finanzierung

Die Krankenversicherung wird nach dem Umlageverfahren *fast gänzlich über Beiträge der Mitglieder* finanziert. Erwerbstätige Kassenmitglieder entrichten *lohnprozentuale Beiträge,* die für alle pflichtversicherten Mitglieder zur Hälfte von den Arbeitgebern getragen werden. Freiwillig Versicherte haben grundsätzlich allein für ihre Prämien aufzukommen. Sind Angestellte jedoch nur deshalb nicht versicherungspflichtig, weil ihr Einkommen die Versicherungspflichtgrenze übersteigt, haben sie Anspruch auf einen Arbeitgeberzuschuß in jener Höhe, den sie im Falle einer Versicherungspflicht erhalten würden. Die Beiträge der Arbeitgeber an die Ersatzkassen haben jenen an die gesetzlichen Kassen zu entsprechen und dürfen diese nicht übersteigen.

Der lohnprozentuale Beitragssatz kommt nur bis zu einer bestimmten Lohnhöhe, der sog. *Beitragsbemessungsgrenze,* zur Anwendung. Die Beitragsbemessungsgrenze entspricht der Versicherungspflichtgrenze und belief sich dementsprechend 1984 ebenfalls auf monatlich 3900 DM.

Die landwirtschaftlichen Unternehmer tragen die Beiträge für sich und die bei ihnen mitarbeitenden Familienangehörigen selber. *Die Beiträge richten sich hier nach den Satzungen der Landwirtschaftlichen Krankenkassen.*

Bis zum Jahre 1977 überwiesen die Träger der Rentenversicherung den Krankenkassen für jeden krankenversicherten Rentner jährlich einen bestimmten Pauschalbetrag, der etwa 80% des durchschnittlich durch einen Rentner verursachten Kassenaufwands abdecken sollte. Seit dem 20. Rentenanpassungsgesetz von 1977 aber führen die Rentenversicherungen den Kassen *11,7% der Rentenauszahlungen als Beiträge* für die Krankenversicherung der Rentner ab. Diese Summe entspricht heute schätzungsweise 50% der den Kassen durch die Rentner verursachten Kosten[46].

Für nichterwerbstätige Familienangehörige von Kassenmitgliedern sind *keine Beiträge* zu leisten.

Angesichts dieser Beitragsregelungen ist die Mitglieder- und Versichertenstruktur für den Finanzhaushalt einer Kasse von entscheidender Bedeutung. Tabelle 9 zeigt deutlich, daß sich die Ersatzkassen diesbezüglich in der günstigsten Lage befinden. Sie weisen nämlich nicht nur den größten Anteil an erwerbstätigen Mitgliedern auf, sondern versichern auch sehr wenige Rentner. Dieser Sachverhalt läßt sich teilweise dadurch erklären, daß bei den Ersatzkassen verhältnismäßig viele unverheiratete weibliche Büroangestellte (Sekretärinnen) versichert sein dürften.

Die Kassen legen im Rahmen ihrer Selbstverwaltung die Beitragssätze selber fest.

---

[46] Vgl. Fiedler 1978, S. 164

Tabelle 9. Versichertenstruktur in der sozialen Krankenversicherung nach Kassenarten (Stand: April 1980) (in 1000)[48,49]

(1) Kassenart	(2) Versicherte insgesamt	(3) Erwerbstätige		(4) Rentner		(5) Familienangehörige	
		absolut	in % v. (2)	absolut	in % v. (2)	absolut	in % v. (2)
Allgemeine Ortskrankenkassen	26352	11292	42,9	5594	21,2	9466	35,9
Betriebskrankenkassen[a]	7837	3186	40,7	1286	16,4	3365	42,9
Innungskrankenkassen	2761	1312	47,5	269	9,7	1179	42,7
Knappschaftliche Krankenkasse	1568	327	20,9	571	36,4	670	42,7
Landwirtschaftliche Krankenkassen	1943	747	38,4	325	16,7	872	44,9
Ersatzkassen	15104	7801	51,6	1561	10,3	5741	38,0
Kassen insgesamt	55565	24665	44,4	9607	17,3	21293	38,3

[a] einschließlich Seekrankenkasse

Die Reichsversicherungsordnung sieht aber für die Orts-, Betriebs- und Innungskrankenkassen vor, daß *eine Erhöhung des Beitragssatzes über 8% hinaus nur zur Finanzierung der gesetzlich vorgeschriebenen Mindestleistungen zulässig ist.* Zudem ist hierfür die Genehmigung der zuständigen Landesbehörde einzuholen. Kassen, welche heute noch ihren Aufwand über lohnprozentuale Beitragssätze von höchstens 8% abdecken können, bilden die große Ausnahme[47].

Aus Tabelle 10 wird ersichtlich, daß Beiträge und Beitragssätze *zwischen den einzelnen Kassenarten* im Bundesdurchschnitt nicht allzusehr voneinander abweichen. Dies gilt insbesondere für die wichtigsten Kassenarten wie die Ortskrankenkassen und die Angestellten-Ersatzkassen.

Weil aber zwischen den einzelnen Kassen kein nennenswerter Finanzausgleich stattfindet, ergeben sich vor allem bei den regional beschränkt tätigen, gesetzlichen Kassen *innerhalb der gleichen Kassenart* große Unterschiede in den Beitragssätzen, die zur Hauptsache auf ortsabhängige Kostenfaktoren zurückzuführen sein dürften. Über diese Beitragssatz-Differenzen gibt Tabelle 11 Auskunft.

Die Unterschiede, welche zwischen den einzelnen Kassen in der Versichertenstruktur (Anteil Rentner und Familienangehörige, Alters-, Geschlechts- und Berufsstruktur) sowie z.T. auch in den Einkommensverhältnissen ihrer Mitglieder bestehen, haben aber zur Folge, daß sogar zwischen am gleichen Ort tätigen Kassen erhebliche Beitragssatzdifferenzen entstehen können. Zur Veranschaulichung dieses Sachverhalts sind in Tabelle 12 jeweils die Beitragssätze der Ortskrankenkassen sowie der billigsten und teuersten Betriebskrankenkassen in 6 Städten aufgeführt.

---

[47] Vgl. Tabellen 11 und 12

[48] Weil nur alle 4 Jahre Erhebungen über die Anzahl der im Rahmen der Familienhilfe mitversicherten Familienangehörigen gemacht werden, sind gegenwärtig dazu keine aktuelleren Zahlen verfügbar

[49] Quelle: Statistisches Bundesamt Wiesbaden 1981, S. 20

Tabelle 10. Beitragssätze, Beiträge und beitragspflichtige Einkommen erwerbstätiger Versicherter nach Kassenarten (Durchschnittswerte, Stand: 1. 7. 1983)[50]

Kassenart	Beitragssätze in %[a]	Beiträge in DM[b]	Beitragspflichtige Einkommen[c]
Allgemeine Ortskrankenkassen	12,18	260,50	2139,-
Betriebskrankenkassen	10,57	271,80	2571,-
Innungskrankenkassen	11,54	225,30	1953,-
Knappschaftliche Krankenkasse	11,60	305,80	2636,-
Landwirtschaftliche Krankenkassen	-[d]	-[d]	-[d]
Seekrankenkasse	9,80	315,60	3220,-
Angestellten-Ersatzkassen	11,90	270,50	2273,-
Arbeiter-Ersatzkassen	11,26	277,90	2468,-
Kassen insgesamt	11,83	262,90	2223,-

[a] Durchschnittliche Beitragssätze für Pflichtmitglieder am 1. 7. 1983

[b] Durchschnittliche Monatsbeiträge versicherungspflichtiger und versicherungsberechtigter (freiwilliger) Mitglieder ohne Rentner im 1. Halbjahr 1983

[c] Die hier angeführten Beträge ergeben sich aus der rechnerischen Verknüpfung der Beitragssätze mit den Beiträgen (Formel: [Beiträge: Beitragssätze] × 100). Dieses Verfahren ist im vorliegenden Fall in zweifacher Hinsicht mangelhaft: Erstens basieren die Beiträge auf einem Halbjahresdurchschnitt, die Beitragssätze aber auf einem Stichtag. Zweitens schließen die Beiträge die Zahlungen der versicherungsberechtigten (freiwilligen) Mitglieder ein, wohingegen die Beitragssätze nur für Pflichtmitglieder Geltung hatten. Die so berechneten Werte dürften aber trotzdem ziemlich genau die tatsächliche Einkommenssituation wiedergeben.

[d] Bei den Landwirtschaftlichen Krankenkassen werden die Beiträge nicht nach Lohnprozenten bemessen

Tabelle 11. Niedrigste und höchste Beitragssätze[a] innerhalb der Kassenarten (Stand: 1. 7. 1983)[51]

Kassenart	Beitragssätze in Lohnprozenten		Für mindestens 20% der Mitglieder galt ein Beitragssatz von	
	niedrigster	höchster	unter	über
Allgemeine Ortskrankenkassen	10,3	13,9	11,3	12,8
Betriebskrankenkassen	7,3	14,8	9,7	11,5
Innungskrankenkassen	9,8	13,6	10,9	12,2
Angestellten-Ersatzkassen	10,6	12,1	12,0[b]	12,0[b]
Arbeiter-Ersatzkassen	9,5	13,2	10,6	12,2
Kassen insgesamt	7,3	14,8	11,2	12,5

[a] Beitragssätze für Pflichtmitglieder mit Entgeltfortzahlungsanspruch (Krankengeld) für mindestens 6 Wochen

[b] Bei den Angestellten-Ersatzkassen galt für 54% der Mitglieder ein lohnprozentualer Beitragssatz von 11,9 und für 39% ein solcher von 12,1

[50] Eigene Berechnungen, gestützt auf Bundesarbeitsblatt Nr. 11/83, S. 93 und Nr. 2/84, S. 142

[51] Quelle: Bundesarbeitsblatt Nr. 11/83, S. 91

Tabelle 12. Beitragssätze der Allgemeinen Ortskrankenkassen sowie der billigsten und teuersten Betriebskrankenkassen in 6 ausgewählten Städten der Bundesrepublik (Stand: 1.1.1981)[52]

Stadt	Beitragssätze in Lohnprozenten			
	Allgemeine Ortskrankenkasse	Billigste Betriebskrankenkassen	Teuerste Betriebskrankenkassen	Differenz Min./Max.
Frankfurt	11,0	8,8	12,1[a]	3,3
München	11,2	9,0	12,6[a]	3,6
Hamburg	12,4	8,0	13,2[a]	5,2
Gelsenkirchen	13,2[a]	8,0	12,2	5,2
Essen	13,6[a]	9,4	12,2	4,2
Dortmund	15,0[a]	9,9	12,4	5,1

[a] Höchster Beitragssatz im Tätigkeitsgebiet der Allgemeinen Ortskrankenkasse

2.3.6 Organisation

Alle Kassen der sozialen Krankenversicherung, inkl. die Ersatzkassen, sind *Körperschaften des öffentlichen Rechts.* Ihre Aufgaben nehmen sie in *Selbstverwaltung unter staatlicher Aufsicht* wahr. Organe der Selbstverwaltung sind die Vertreterversammlung und der Vorstand. Die Landwirtschaftlichen Krankenkassen, die See- und die Knappschaftliche Krankenkasse bedienen sich dabei der Organe ihrer (allgemein zuständigen) Berufsgenossenschaften. Vertreterversammlung und Vorstand setzen sich *grundsätzlich paritätisch aus Arbeitgebern und Arbeitnehmern zusammen.* In Abweichung davon sind die *Arbeitgeber* jedoch in der Bundesknappschaft nur zu einem Drittel und *in den Ersatzkassen überhaupt nicht vertreten.*

Die Reichsversicherungsordnung schreibt vor, daß die Orts-, Betriebs- und Innungskrankenkassen auf Landesebene *für jede Kassenart* selbständige Verbände zu errichten haben. Diese Landesverbände sind auf Bundesebene ebenfalls in je einem eigenen Verband organisiert. Sowohl Landes- als auch Bundesverbände sind Zwangsverbände. Die 19 rechtlich unselbständigen und bei jeder Landwirtschaftlichen Berufsgenossenschaft errichteten Landwirtschaftlichen Krankenkassen sind in keinen eigenen Verbänden zusammengeschlossen. Für die Ersatzkassen, welche alle bundesweit tätig sind, erübrigen sich selbstverständlich Landesverbände. Auf Bundesebene bestehen heute zwei Verbände der Ersatzkassen: 1. der *„Verband der Angestellten-Ersatzkassen"* und 2. der *„Verband der Arbeiter-Ersatzkassen".* Im Gegensatz zu den Verbänden der gesetzlichen Krankenkassen sind jene der Ersatzkassen privatrechtlicher Natur und als Vereine errichtet.

Im Gegensatz zur schweizerischen Form der kantonalen Kassenverbände gibt es in der Bundesrepublik also keine Verbände auf Landesebene, in denen alle im betreffenden Land tätigen Kassen vereinigt wären. Mit Ausnahme von Bayern führen die Ärzte dementsprechend in allen Ländern mit den einzelnen Landesverbänden der Kassen *getrennte* Verhandlungen über die ambulante medizinische Versorgung[53].

[52] Quellen: Bundesverband der Ortskrankenkassen 1981, unveröffentlicht, Tabelle 5; eigene Erhebungen

[53] Vgl. Smigielski 1981, unveröffentlicht, S. 5ff. sowie 2.1.3.3

Aber auch auf Bundesebene gibt es in der Bundesrepublik keinen einheitlichen Kassenverband, der mit dem schweizerischen Konkordat zu vergleichen wäre.

Auf die *Funktion der Kassenverbände* im Rahmen der gemeinsamen Selbstverwaltung der Ärzte und Kassen ist bereits unter 2.1.3 eingegangen worden.

Tabelle 13. Verbände der Krankenkassen in der Bundesrepublik (Stand: 1.7. 1983)

Kassenart	AOK	BKK	IKK	KnKK	LWKK	See-KK	Ang. EK	Arb. EK	Total
Anzahl Kassen	270	788	155	1	19	1	7	8	1249
Landesverbände	11	11	11	-	-	-	-	-	33
Bundesverbände	1	1	1	-	-	-	1	1	5

Abkürzungen
AOK: Allgemeine Ortskrankenkassen
BKK: Betriebskrankenkassen
IKK: Innungskrankenkassen
KnKK: Knappschaftliche Krankenkasse
LWKK: Landwirtschaftliche Krankenkassen
See-KK: Seekrankenkasse
Ang. EK: Angestellten-Ersatzkassen
Arb. EK: Arbeiter-Ersatzkassen

2.4 Gesetzliche Unfallversicherung[54]

2.4.1 Struktur und Umfang

Die gesetzliche Unfallversicherung gliedert sich in die Allgemeine, die Landwirtschaftliche und die See-Unfallversicherung. *Die Allgemeine Unfallversicherung umfaßt alle Unternehmen und Betriebe der Privatwirtschaft und der öffentlichen Hand, welche nicht der Landwirtschaftlichen oder der See-Unfallversicherung unterstellt sind.* Die Landwirtschaftliche Unfallversicherung ist zuständig für alle Unternehmen der Land- und Forstwirtschaft einschließlich des Garten- und Weinbaus sowie der Binnenfischerei, Fischzucht und Imkerei; die See-Unfallversicherung ist für die Unternehmen der Seeschiffahrt und der Seefischerei zuständig.

Die Allgemeine Unfallversicherung wird von 35 gewerblichen Berufsgenossenschaften, dem Bund, den Ländern, 12 Gemeindeunfallversicherungsverbänden, 6 Feuerwehrunfallkassen, 6 zu Versicherungsträgern erklärten Gemeinden und der Bundesanstalt für Arbeit getragen. Träger der Landwirtschaftlichen Unfallversicherung sind 19 landwirtschaftliche Berufsgenossenschaften; Träger der See-Unfallversicherung sind die Seeberufsgenossenschaft und die Binnenschiffahrtsgenossenschaft.

Die Träger sind getrennt nach den verschiedenen Wirtschafts- und Arbeitsgebieten, und somit auch nach den entsprechenden Risikogruppen, als eigenständige Einrichtungen gebildet worden. Sie sind demnach grundsätzlich auch *überregional und bundes-*

[54] Vgl. Kruse 1978b, S. 118ff., 131f., 134ff. und 162

unmittelbar tätig. Die Berufsgenossenschaften stellen Körperschaften des öffentlichen Rechts dar und nehmen ihre Aufgaben in Selbstverwaltung wahr. *Mitglieder der Versicherungsträger sind die Unternehmer.* Die Arbeitnehmer sind (lediglich) Versicherte. Die Unfallversicherung beruht auf *Versicherungszwang,* der keine Befreiungsmöglichkeit durch Abschluß einer privaten Haftpflichtversicherung zuläßt. Versicherungspflichtig sind alle in einem Arbeits-, Dienst- oder Lehrverhältnis stehenden Personen, *unabhängig von der Höhe ihres Einkommens.*

2.4.2 Finanzierung

Die Beiträge zur Versicherung werden *in vollem Umfang von den Arbeitgebern geleistet. Ihre Höhe richtet sich grundsätzlich nach dem Lohneinkommen der Versicherten und dem Grad der Unfallgefahr in den Unternehmen.* Die Statuten der Berufsgenossenschaften können aber auch eine Beitragsfestlegung nach der Anzahl der im Betrieb Versicherten vorsehen.

2.4.3 Leistungspflicht und Leistungen[55]

Die Unfallversicherung hat folgende Aufgaben wahrzunehmen:
1. Verhütung von Arbeitsunfällen,
2. Erbringung von Leistungen zur Rehabilitation von Unfallverletzten und
3. Auszahlung von Renten als Entschädigung für Unfallfolgen.

In diesem Zusammenhang sind vor allem die Leistungen zur Rehabilitation von Unfallverletzten und die Rentenzahlungen von Interesse: Die Versicherungsfälle, die solche Leistungen begründen können, sind erstens *Arbeitsunfälle* und zweitens *Berufskrankheiten.* Zu den Arbeitsunfällen gehören insbesondere auch die Wegunfälle, d.h. also Unfälle auf dem Weg zum oder vom Arbeitsplatz. Die Berufskrankheiten werden in einer Berufskrankheitenverordnung als solche bezeichnet.

Das Gesetz verpflichtet die Träger der Unfallversicherung im wesentlichen zu folgenden Leistungen:
1. Gewährung von ambulanter und stationärer ärztlicher und zahnärztlicher Behandlung sowie Pflege;
2. Versorgung mit Arzneimitteln;
3. Ausstattung mit Körperersatzstücken und sonstigen Hilfsmitteln;
4. Kostenübernahme von Therapien und Belastungserprobungen;
5. Zahlung eines „Verletztengelds" in der Höhe von 80% des Lohnausfalls;
6. sog. „Berufshilfen" zur Erhaltung oder Erlangung eines den Folgen des Unfalls oder der Berufskrankheit adäquaten Arbeitsplatzes;
7. Zahlung eines „Übergangsgelds" während den Maßnahmen einer „Berufshilfe" als Entschädigung für den dadurch entstehenden Lohnausfall von 75-90% des bisherigen Einkommens;

[55] Vgl. Reichsversicherungsordnung §§ 546-635

8. Ausrichtung von „Verletztenrenten" bei dauernder Minderung oder Verlust der Erwerbsfähigkeit. Im Falle vollständiger Erwerbsunfähigkeit wird eine sog. „Vollrente" im Umfange von ⅔ des bisherigen Arbeitseinkommens ausbezahlt. Erhält der Verunfallte keine Renten aus der ordentlichen Rentenversicherung, wird die „Vollrente" um 10% erhöht. Bei teilweiser Arbeitsunfähigkeit wird die Rente dem Grad der Minderung der Erwerbsfähigkeit angepaßt;
9. Ausrichtung von Renten an Hinterbliebene.

Die Reichsversicherungsordnung sieht aber vor, daß die Träger der Unfallversicherung die medizinischen Leistungen einschließlich der Ausrichtung des „Verletztengeldes" (= Punkte 1-5) *nur dann zu erbringen haben, wenn*
- *besondere berufsgenossenschaftliche Heilmaßnahmen angezeigt erscheinen oder*
- *die Versicherten nicht Mitglieder der gesetzlichen Krankenversicherung sind*[56].

Abgesehen von den Fällen, in denen eine sog. „berufsgenossenschaftliche Heilmaßnahme" zur Anwendung kommt, sind die Krankenkassen also auch dann zur Leistung verpflichtet, wenn die Beeinträchtigung der Gesundheit eines ihrer Versicherten auf einen Arbeitsunfall oder eine Berufskrankheit zurückzuführen ist. Inwieweit die Unfallversicherung im Einzelfall zur Leistungserbringung herbeigezogen werden kann, haben Kassen und Unfallversicherungsträger gemeinsam zu überprüfen.

Mit Ausnahme der Aufwendungen für die ambulante Krankenpflege müssen die Unfallversicherungsträger jedoch den Kassen jene Kosten erstatten, welche ab dem 18. Tag seit dem Arbeitsunfall oder Beginn der Berufskrankheit entstehen. Krankenhausbehandlung geht sogar vom 1. Tag an zu Lasten der Unfallversicherungsträger.

In der Regel übernehmen die Krankenkassen die Leistungserbringung nur bei verhältnismäßig kleinen Arbeitsunfällen und nicht schwerwiegenden Berufskrankheiten. Dies ist vor allem darauf zurückzuführen, daß das Gesetz den Unfallversicherungsträgern auf dem Wege der „besonderen berufsgenossenschaftlichen Heilmaßnahmen" mehr Möglichkeiten einer direkten Behandlungskontrolle offen läßt als den Krankenkassen. Bis zu einem gewissen Grade läßt sich die deutsche Unfallversicherung diesbezüglich mit der Schweizerischen Unfallversicherungsanstalt - SUVA - vergleichen, auch wenn es im System der deutschen Unfallversicherung keine Medizinalpersonen gibt, die hinsichtlich Stellung und Funktion den Kreisärzten der SUVA entsprechen würden. Abgesehen davon haben aber in der Bundesrepublik Krankenkassen und Unfallversicherungsträger schon deshalb kein allzu großes Interesse einander die Kosten aufzuwälzen, weil die Arbeitgeber auch an der Finanzierung der Krankenversicherung maßgeblich beteiligt sind und ihren Arbeitnehmern ohnehin sowohl bei Krankheit als auch bei Unfall während 6 Wochen den Lohn weiterzahlen müssen.

[56] Vgl. Reichsversicherungsordnung § 565, 1 und 2

3 Maßnahmen der Kosten- und Leistungskontrolle im System der sozialen Krankenversicherung der Bundesrepublik Deutschland

3.1 Wirtschaftlichkeitsprüfungen in der kassenärztlichen Versorgung

3.1.1 Wirtschaftlichkeitsprüfungen bei den gesetzlichen Kassen

3.1.1.1 Gesetzliche Grundlagen

Im Gegensatz zu den meisten wichtigen Gesetzesvorschriften zur sozialen Krankenversicherung haben jene Bestimmungen der Reichsversicherungsordnung, welche sich auf die Wirtschaftlichkeitsprüfungen beziehen, *für die Ersatzkassen keine Geltung*. Wenn in der Reichsversicherungsordnung in diesem Zusammenhang von Kassen oder kassenärztlicher Tätigkeit die Rede ist, sind damit also nur die gesetzlichen Kassen bzw. die medizinische Versorgung nur ihrer Mitglieder gemeint.

Die Kassenärztlichen Vereinigungen haben von Gesetzes wegen die *gesamte* kassenärztliche Tätigkeit ihrer Mitglieder zu überwachen. Dabei sind die Kassenärzte nötigenfalls durch Verwarnungen, Verweise und Geldbußen zur Befolgung der gesetzlichen und vertraglichen Vorschriften anzuhalten[57]. Die Überprüfung der ärztlichen Behandlungs- und Verordnungsweise unter dem Gesichtspunkt der *Wirtschaftlichkeit* stellt somit nur einen Teil der allgemeinen Überwachungspflicht der Kassenärztlichen Vereinigungen dar.

Die Krankenpflege muß „ausreichend und zweckmäßig sein; sie darf jedoch das Maß des Notwendigen nicht überschreiten"[58]. „Leistungen, die für die Erzielung des Heilerfolgs nicht notwendig oder unwirtschaftlich sind, kann der Versicherte nicht beanspruchen, der an der kassenärztlichen Versorgung teilnehmende Arzt darf sie nicht bewirken oder verordnen; die Kasse darf sie nachträglich nicht bewilligen"[59].

Zur Überwachung der Wirtschaftlichkeit gemäß diesen gesetzlichen Vorschriften haben die Kassenärztlichen Vereinigungen *Prüfungs- und Beschwerdeausschüsse* zu errichten. Die Ausschüsse bestehen *in gleicher Zahl* aus Vertretern der Ärzte und Kassen, wobei den Vorsitz jährlich wechselnd ein Vertreter der Ärzte oder der Kassen führt, dessen Stimme bei Stimmengleichheit entscheidet.

In bezug auf das Verfahren zur Überwachung und Prüfung der Wirtschaftlichkeit

[57] Vgl. Reichsversicherungsordnung §§ 368 m, 4 und 368 n, 1, 2 und 4
[58] Reichsversicherungsordnung § 182, 2
[59] Reichsversicherungsordnung § 368 e

sowie auf dasjenige vor den Ausschüssen enthält die Reichsversicherungsordnung keine Bestimmungen. Die Vereinbarungen darüber sind vielmehr ausdrücklich den Parteien der Gesamtverträge auf Länderebene vorbehalten[60].

3.1.1.2 Vertragliche Vereinbarungen auf Bundesebene

Im für die einzelnen Kassen und Ärzte verbindlichen Bundesmantelvertrag zwischen der Kassenärztlichen Bundesvereinigung und den Bundesverbänden der gesetzlichen Krankenkassen ist zur Wirtschaftlichkeitsprüfung im wesentlichen nur vereinbart worden, daß

a) der Arzt hinsichtlich der Wirtschaftlichkeit der Behandlungs- und Verordnungsweise zu beraten ist,
b) die Honorarforderungen der Ärzte auf ihre Vereinbarkeit mit dem gesetzlichen Wirtschaftlichkeitsgebot zu überprüfen und gegebenenfalls zu kürzen sind,
c) über die von den Kassen gestellten Regreßforderungen wegen unwirtschaftlicher Verordnungsweise zu entscheiden ist und
d) die Prüfungs- und Beschwerdeausschüsse auch den sonstigen Schaden festzustellen haben, den der Arzt infolge schuldhafter Verletzung kassenärztlicher Pflichten einer Kasse verursacht hat[61].

Die Kassenärztlichen Vereinigungen haben den Kassen zusammen mit den Krankenscheinen *statistische Übersichten* über die abgerechneten medizinischen Leistungen zu übermitteln. Diese zusätzlichen Informationen sind naturgemäß auch für die Wirtschaftlichkeitsprüfung von großer Bedeutung. Der Bundesmantelvertrag enthält dazu folgende Bestimmungen:

„(1) Die Kassenärztliche Vereinigung übermittelt der Krankenkasse alsbald nach Abschluß ihrer Abrechnungen - getrennt nach Mitgliedern, Familienangehörigen sowie Rentnern einschließlich deren Familienangehörigen -
  a) für jeden Kassenarzt ihres Abrechnungsbezirks die Zahl der Behandlungs- bzw. Abrechnungsfälle, getrennt nach ambulanter und stationärer Behandlung, der Mutterschaftsvorsorgefälle, der Früherkennungsfälle und der Sonstigen Hilfen,
  b) die Zusammenstellungen über die Zahl der Behandlungs- bzw. Abrechnungsfälle und über die nach Leistungsarten aufgegliederten anerkannten Honoraranforderungen und die Gesamtvergütung, getrennt nach kurativer Behandlung, Mutterschaftsvorsorge, Krankheitsfrüherkennung und Sonstigen Hilfen (Formblatt 3).

(2) Das Nähere wird im Gesamtvertrag geregelt. Dabei kann auch vereinbart werden, daß weitergehende Abrechnungsdaten zur Verfügung gestellt werden.“[62]

3.1.1.3 Vertragliche Vereinbarungen auf Länderebene (Prüfvereinbarungen)

3.1.1.3.1 Allgemeines

Wie bereits erwähnt, haben die Parteien der Gesamtverträge auf Länderebene von Gesetzes wegen sowohl das Verfahren zur Überwachung und Prüfung der Wirtschaftlichkeit als auch das Verfahren vor den Ausschüssen festzulegen. In der Form

---

60 Vgl. Reichsversicherungsordnung § 368 n, 5
61 Vgl. Bundesmantelvertrag/Ärzte §§ 33 und 34
62 Bundesmantelvertrag/Ärzte § 38

von sog. „Prüfvereinbarungen“ haben Kassen und Ärzte dieser Vorschrift Folge geleistet. Dabei ist für das Tätigkeitsgebiet einer Kassenärztlichen Vereinigung jeweils nur eine Vereinbarung getroffen worden, die dementsprechend im betreffenden Gebiet für alle Kassenarten Geltung hat. Die Anzahl verschiedener Prüfvereinbarungen entspricht in der Bundesrepublik somit der Anzahl Kassenärztlicher Vereinigungen.

Abgesehen von Einzelfallprüfungen, die nur selten vorgenommen werden, beruhen die Wirtschaftlichkeitsprüfungen durchwegs auf *statistischen Vergleichen*. Einer näheren Prüfung auf wirtschaftliche Behandlungs- und Verordnungsweise werden i. allg. nur Ärzte unterzogen, die in mindestens einem Teilbereich ihrer ärztlichen Tätigkeit erheblich von *vergleichbaren* Durchschnittswerten abweichen. Prüfungen nach dem Zufallsprinzip oder andere Verfahren, die nicht auf die verursachten Kosten und entsprechenden Durchschnittswerte abstellen, werden nicht angewandt.

3.1.1.3.2 Statistische Unterlagen

Neben den bereits unter 3.1.1.2 erwähnten statistischen Übersichten zur Honorarabrechnung werden zur Durchführung der Wirtschaftlichkeitsprüfungen in allen Kassenärztlichen Vereinigungen weitere Vergleichswerte ermittelt. Je nach Kassenärztlicher Vereinigung enthalten die Prüfvereinbarungen dazu mehr oder weniger ausführliche Bestimmungen, wobei in kleinen Vereinigungen gewöhnlich weniger Daten aufgearbeitet werden als in großen.

In der Regel und im wesentlichen haben die *Kassenärztlichen Vereinigungen* für jeden Arzt im Vergleich zum Fachgruppendurchschnitt folgende Daten bereitzustellen:

1. Aufgliederung der Leistungen nach Leistungsarten bzw. Leistungsgruppen;
2. durchschnittlicher Fallwert insgesamt und nach Leistungsarten;
3. Anzahl Leistungen und Überweisungen;
4. Anzahl Krankenhauseinweisungen und dadurch verursachte Krankenhauspflegetage (sofern nicht von den Kassen ermittelt).

Üblicherweise obliegt es hingegen den *Kassen*, entsprechende Angaben zu machen über:

1. Kosten für Arzneimittel (nur selten: Anzahl Verordnungen);
2. Anzahl Arbeitsunfähigkeitsfälle und dadurch verursachte Arbeitsunfähigkeitstage;
3. Anzahl Krankenhauseinweisungen und dadurch verursachte Krankenhauspflegetage (sofern nicht von der Kassenärztlichen Vereinigung ermittelt).

Ein Auszug aus der Prüfvereinbarung in *Nordrhein* soll ein Bild darüber geben, wie umfangreich die statistischen Prüfungsunterlagen im einzelnen sein können. Die Vereinbarung in Nordrhein ist aus mehreren Gründen besonders dafür geeignet: Einmal gehört sie zu jenen Prüfvereinbarungen, in welcher die erforderlichen Unterlagen sehr genau umschrieben sind. Weiter ist Nordrhein nach Bayern die größte Kassenärztliche Vereinigung der Bundesrepublik. Schließlich ist die Vereinbarung erst zu Beginn des Jahres 1983 in Kraft getreten und stellt somit die z. Z. neueste Übereinkunft zur Wirtschaftlichkeitsprüfung in Deutschland dar.

III. Abschnitt

Prüfungsunterlagen

§ 6

Aufgliederung der Honoraranforderungen in Leistungssparten

(1) Zur Vorbereitung der Prüfungen werden die sachlich und rechnerisch geprüften Leistungen des einzelnen Arztes, getrennt nach ambulanter und stationärer Behandlung, in Leistungssparten aufgegliedert.
Es werden folgende Leistungssparten gebildet:
a) Beratungen
Dazu gehören die Beratungen nach den Nrn. 1 bis 4a des einheitlichen Bewertungsmaßstabes (BMÄ '78).
b) Besuche
Dazu gehören die Besuche nach den Nrn. 5 bis 8b BMÄ '78.
c) Allgemeine Leistungen
Dazu gehören die Leistungen nach Teil B. II und V. BMÄ '78.
d) Kleine Sonderleistungen
Dazu gehören alle Sonderleistungen mit einer Punktzahl von unter 230 Punkten des BMÄ '78 sowie die Leistungen nach Teil B. III BMÄ '78 außer den Leistungen nach den Buchstaben f) bis h).
e) Große Sonderleistungen
Dazu gehören alle Sonderleistungen mit einer Punktzahl von 230 Punkten und mehr des BMÄ '78 außer den Leistungen nach den Buchstaben f) bis h).
f) Physik.-Med. Leistungen
Dazu gehören die Leistungen nach Teil E. BMÄ '78.
g) Laboratoriumsleistungen
Dazu gehören die Sonderleistungen nach Teil M. BMÄ '78.
h) Röntgenleistungen und Radionuklide
Dazu gehören die Sonderleistungen nach Teil O. BMÄ '78.
i) Wegegelder und Wegepauschale
j) Versand- und Portokosten sowie Kosten für Radionuklide etc.

(2) Leistungen, die durch den Bewertungsausschuß nach § 368i Abs. 8 RVO (Reichsversicherungsordnung, R.M.) neu in den Bewertungsmaßstab eingebracht werden, sind entsprechend ihrem Leistungsinhalt in die Leistungssparten des Abs. (1) einzuordnen.

(3) Die Aufgliederung nach Abs. (1) ist bei der Erstellung der Prüfungsunterlagen nach § 8 Abs. 2 (Leistungsübersicht) und § 9 (Prüfkarte) zu berücksichtigen.

(4) Die Aufgliederung ist ferner - soweit notwendig und möglich - bei Erstellung weiterer Unterlagen für die Honorarprüfung zu berücksichtigen.

§ 7

Vergleichswerte

(1) Aus den Vierteljahresabrechnungen der in den Bereichen der Bezirksstellen der KVNo (Kassenärztliche Vereinigung Nordrhein, R.M.) niedergelassenen Kassenärzte errechnet die KVNo für die einzelnen Arztgruppen
a) die durchschnittliche Honoraranforderung nach Punkten pro Fall je Arztgruppe (Gesamthonoraranforderung nach Punkten der Arztgruppe dividiert durch die Gesamtzahl der eingereichten Behandlungsausweise dieser Gruppe);
b) die durchschnittliche Honoraranforderung nach Punkten in den einzelnen Leistungssparten (§ 6) pro Fall je Arztgruppe (Honoraranforderung nach Punkten je Leistungssparte der Arztgruppe dividiert durch die Gesamtzahl der eingereichten Behandlungsausweise dieser Gruppe);
c) die durchschnittliche Honoraranforderung für Wegegeld, Wegepauschale, Versand- und Portokosten sowie Kosten für Radionuklide etc. werden in den hierfür vorgesehenen Leistungssparten (§ 6) pro Fall je Arztgruppe mit DM-Beträgen errechnet.

Die errechneten Beträge bleiben bei der Gesamthonoraranforderung unberücksichtigt. Die einzelnen in der Weiterbildungsordnung für die nordrheinischen Ärzte aufgeführten Arztgruppen können bei Vorliegen besonderer Verhältnisse (Stadt-, Stadtrand- und Landpraxen, belegärztliche Tätigkeit, Arbeitsweise, Praxiseinrichtung usw.) im Benehmen zwischen der KVNo und den Landesverbänden im Rahmen der technischen Möglichkeiten in Untergruppen unterteilt werden.

(2) Die KVNo errechnet ferner für die einzelne Arztgruppe die durchschnittliche Fallzahl sowie die durchschnittliche Zahl der angenommenen Überweisungen und Zuweisungen je Fachgruppe, davon gesondert die Zahl der Not- und Vertretungsfälle.

(3) Lassen sich aus den Abrechnungen der Bezirksstellen repräsentative Werte nicht ermitteln, so ist auf Vergleichswerte anderer Bezirksstellen oder auf überbezirkliche Vergleichswerte, gegebenenfalls auch aus entsprechenden früheren Quartalen, zurückzugreifen.

§ 8

Leistungsübersichten und Frequenztabellen

(1) Anhand der von den Ärzten eingereichten Behandlungsausweise erstellt die KVNo getrennt nach

- ambulanten ärztlichen Leistungen (ohne Mutterschaftsvorsorge),
- Mutterschaftsvorsorge-Leistungen,
- Leistungen der „Sonstigen Hilfen“ (nur für Frauenärzte),
- stationären ärztlichen Leistungen,
- Leistungsübersichten (Abs. 2) sowie Frequenztabellen (Abs. 3) des Arztes und der Arztgruppen.

(2) In der Leistungsübersicht (Gesamtübersicht vor Prüfung RVO-Kassen) sind die nach § 7 ermittelten Werte den entsprechenden Werten des einzelnen Kassenarztes gegenüberzustellen. Die Unterschiede sind in Punkten (bei Wegegeld, Wegepauschale, Versand- und Portokosten sowie Kosten für Radionuklide etc. in DM-Beträgen) und in Vom-Hundert-Werten auszuweisen. Die gleiche Gegenüberstellung ist mit den Prüfrichtzahlen der Arztgruppen (§ 11 Buchst. a) vorzunehmen.

(3) In den Frequenztabellen des Arztes und der Arztgruppen sind auszuweisen:

a) die Zahl der abgerechneten einzelnen Leistungen absolut und bezogen auf 100 Behandlungsfälle,
b) die Summe der einzelnen Leistungen absolut und bezogen auf den Behandlungsfall,
c) die Zahl der Behandlungsfälle.

In der Frequenztabelle des Arztes sind außerdem zu den unter Buchstabe a) bezeichneten Angaben die Vom-Hundert-Werte den entsprechenden Werten der Arztgruppe gegenüberzustellen und die Unterschiede (Überschreitung) in Vom-Hundert-Werten auszuweisen.

Ferner ist die durchschnittliche pro Kalendertag abgerechnete Anzahl der Leistungen auszuweisen.

(4) Die Bezirksstelle übersendet der von jedem Landesverband benannten Stelle rechtzeitig je eine Durchschrift der Leistungsübersichten und Frequenztabellen für jeden Arzt ihres Abrechnungsbereiches, der Leistungen zu Lasten der RVO-Krankenkassen abgerechnet hat, sowie je eine Frequenztabelle der einzelnen Arztgruppen.

§ 9

Prüfkarte

(1) Die Bezirksstelle führt für jeden Kassenarzt eine Prüfkarte, auf der die Besonderheiten der Praxis (z. B. med.-techn. Praxiseinrichtung, Angaben über die Zugehörigkeit zu einer Apparate- oder Laborgemeinschaft) und je Abrechnungsvierteljahr

a) die Honoraranforderung insgesamt je Fall und je Leistungssparte (§ 6),
b) die Fallzahl, aufgeteilt nach den einzelnen Arten von Behandlungsausweisen,
c) die Maßnahmen der Prüfungseinrichtungen,

d) weitere Angaben, soweit sie der Bezirksstelle vorliegen (s. § 10), zu vermerken sind.

(2) Die Praxiseinrichtung sowie deren Änderung sind der KV zur Eintragung in die Prüfkarten anzuzeigen, sobald der Arzt mit diesen Einrichtungen Leistungen im Rahmen der kassenärztlichen Versorgung erbringt.

(3) Die Krankenkassen haben das Recht, die Prüfkarten einzusehen und von ihnen Abschriften oder Ablichtungen zu fertigen.

§ 10

Statistische Werte der Krankenkassen

(1) Jeder Landesverband stellt dem Prüfungsausschuß vierteljährlich über die von den an der kassenärztlichen Versorgung teilnehmenden nordrheinischen Ärzten zu Lasten ihrer Mitgliedskassen verordneten Arzneimittel folgende statistische Unterlagen zur Verfügung:

a) Zahl der vom Arzt ausgestellten Arzneiverordnungsblätter sowie die durchschnittliche Zahl der Arzneiverordnungsblätter der Arztgruppe (§ 7) insgesamt und unterteilt nach Versichertengruppen (Mitglieder, Familienangehörige und Rentner);

b) für jede Arztgruppe eine nach Versichertengruppen unterteilte Arzneikostenstatistik über die Kosten insgesamt und pro Behandlungsausweis (Arzneikosten insgesamt je Versichertengruppe dividiert durch die Gesamtzahl der Behandlungsausweise je Versichertengruppe der entsprechenden Arztgruppe);

c) für jeden Arzt eine nach Versichertengruppe unterteilte Arzneikostenstatistik über die Kosten insgesamt und pro Behandlungsfall (Arzneikosten des Arztes insgesamt je Versichertengruppe dividiert durch die Behandlungsausweise des Arztes je Versichertengruppe);

d) die Durchschnittskosten pro Arzneiverordnungsblatt für die einzelnen Arztgruppen und den einzelnen Arzt (Arzneikosten insgesamt dividiert durch die Zahl der Arzneiverordnungsblätter).

(2) Die nach Absatz (1) Buchst. a) bis d) ermittelten Werte der Arztgruppe sind den entsprechenden Werten des einzelnen Arztes gegenüberzustellen und die Unterschiede in DM-Beträgen und in Vom-Hundert-Sätzen auszuweisen.

(3) Darüber hinaus stellen die Landesverbände den Prüfungsausschüssen bei Bedarf für Zwecke des Prüfverfahrens für bestimmte Ärzte zusammen mit den entsprechenden Arztgruppendurchschnitten folgende Angaben zur Verfügung:

a) die Zahl der Arbeitsunfähigkeitsfälle insgesamt und bezogen auf 100 Behandlungsfälle der Mitglieder,

b) die Zahl der Arbeitsunfähigkeitstage insgesamt und im Durchschnitt je Arbeitsunfähigkeitsfall,

c) die Zahl der Krankenhausfälle insgesamt und bezogen auf 100 Behandlungsfälle der Versichertengruppe.

(4) Die Landesverbände übersenden dem Prüfungsausschuß auf Anforderung in Einzelfällen im Rahmen ihrer Möglichkeiten weitere Unterlagen, die für die Beurteilung durch den Prüfungsausschuß von Bedeutung sind, wie z. B.

a) die vom Arzt ausgefüllten Arbeitsunfähigkeitsbescheinigungen,

b) Durchschriften der von der Krankenkasse ausgestellten Erklärungen über die Kostenübernahme bei Krankenhausbehandlung,

c) die Arzneiverordnungsblätter, sortiert nach Patienten."[63]

3.1.1.3.3 Kriterien und Verfahren zur Auswahl der näher zu prüfenden Ärzte

Die Kriterien zur Auswahl der Ärzte, die einer eingehenden Prüfung unterzogen werden, sind in allen Kassenärztlichen Vereinigungen im Grundsatz die gleichen, nämlich: *erhebliche Abweichungen von vergleichbaren Durchschnittswerten* insgesamt, je Fall oder in Teilbereichen *unter Berücksichtigung der Arztgruppe sowie der*

---

[63] Prüfvereinbarung Nordrhein

Praxisbesonderheiten (Ausstattung der Praxis, Krankengut, Rentneranteil, Anzahl Überweisungen usw.). Der Grad der Konkretisierung dieser Kriterien in den Prüfvereinbarungen hängt jedoch stark vom vorgesehenen Verfahren zur Auswahl der zu prüfenden Abrechnungsunterlagen ab. In der Regel treffen die *Abrechnungsstellen der Kassenärztlichen Vereinigungen* eine Auslese der näher zu prüfenden *Honorarforderungen*. In einigen Fällen - wie z. B. in Nordbaden - ist dabei die Mitwirkung der Krankenkassen vorgesehen. Dementsprechend enthalten die meisten Prüfvereinbarungen quantitativ mehr oder weniger genau festgelegte Toleranzgrenzen für die kassenärztliche Tätigkeit, deren Überschreitung automatisch eine Prüfung durch die Ausschüsse zur Folge hat. In *Nordrhein* wird beispielsweise ein Prüfverfahren eingeleitet, wenn der durchschnittliche Fallwert „um mehr als 25 v. H." oder die durchschnittliche Fallzahl „um mehr als 80 v. H." überschritten ist[64]. In *Hessen* liegt die Toleranzgrenze in bezug auf die Überschreitung des durchschnittlichen Gesamtfallwerts bei 100% und für eine Überschreitung des Fallwerts in einzelnen Leistungsgruppen bei 200% „der mittleren Abweichung" nach der Normalverteilung[65]. In der Kassenärztlichen Vereinigung *Westfalen-Lippe* haben die Überschreitungen der Honorarwerte „insgesamt oder in einzelnen Leistungsgruppen in einem offensichtlichen Mißverhältnis zu stehen"[66]. Gemäß der Rechtsprechung des Bundessozialgerichts beginnt das „offensichtliche Mißverhältnis" beim Vergleich des *Gesamthonorars* frühestens bei einem Überschreitungswert von 50%[67].

In einigen Kassenärztlichen Vereinigungen findet jedoch keine Vorselektion durch die Abrechnungsstellen statt. Im *Saarland* beispielsweise werden den Prüfungsausschüssen die Abrechnungsunterlagen sämtlicher Ärzte zugestellt. Die Ausschüsse bzw. deren Vorsitzende treffen dann selber die Auswahl der eingehend zu prüfenden Ärzte[68]. Ein solches Verfahren setzt natürlich voraus, daß die Prüfungsausschüsse für eine nicht allzu große Anzahl Ärzte zuständig sind. Zu Beginn des Jahres 1982 hatten im Saarland zwei Prüfungsausschüsse insgesamt 886 frei praktizierende Ärzte zu prüfen. Zum gleichen Zeitpunkt waren beispielsweise in Schleswig-Holstein, wo nur ein Ausschuß besteht, 2621 Ärzte tätig[69].

In *Berlin* sieht die Prüfvereinbarung vor, daß dem Prüfungsausschuß je Quartal 115 Abrechnungen zugeleitet werden. Von diesen 115 Abrechnungen werden ein Viertel durch die Ortskrankenkasse und der Rest von der Kassenärztlichen Vereinigung bestimmt. Als Auswahlkriterien sind dabei ausdrücklich die vom Bundessozialgericht entwickelten Grundsätze anzuwenden[70].

In *Bayern* schließlich wird eine „besonders eingehende Prüfung" dann durchgeführt, wenn eine Bezirksstelle der Kassenärztlichen Vereinigung oder ein Landesverband der Krankenkassen „es für erforderlich hält"[71].

Die angeführten Beispiele sollten ausreichen, um die zwischen den Kassenärztlichen Vereinigungen hinsichtlich der Auswahl der *Honorarabrechnungen* bestehen-

---

64 Prüfvereinbarung Nordrhein § 11
65 Prüfvereinbarung Hessen § 8
66 Prüfvereinbarung Westfalen-Lippe § 5
67 Bundessozialgerichtsurteil vom 26.4. 1978, Az: 6 RKa 10/77
68 Vgl. Prüfvereinbarung Saarland § 15
69 Quelle: Deneke u. Fiedler 1982, S. 12
70 Vgl. Prüfvereinbarung Berlin § 12
71 Prüfvereinbarung Bayern § 10, 1

den Unterschiede aufzuzeigen. Etwas einheitlicher werden die Überprüfungen der *Arzneimittelverordnungen* und zur Feststellung eines *sonstigen Schadens* gehandhabt, die in der Regel nur auf Antrag der Kassen vorgenommen werden.

3.1.1.3.4 Verfahren zur Bestimmung von Unwirtschaftlichkeit

Das Verfahren zur Bestimmung von Unwirtschaftlichkeit beruht auf den Grundsätzen, die das Bundes- und die Landessozialgerichte im Verlaufe von Jahrzehnten durch die Rechtsprechung aufgestellt haben.

Eine *„Einzelfallprüfung"*, d.h. eine Überprüfung der einzelnen Patientenfälle, ist immer zulässig. Da aber eine solche Prüfung nur in den seltensten Fällen ohne allzu großen Aufwand in einem ausreichenden Umfange durchführbar ist, hat das Bundessozialgericht bereits 1959 auch eine *Schätzung* des durch Unwirtschaftlichkeit verursachten Mehraufwands als rechtskonform anerkannt. Dadurch kann die gesamte Tätigkeit eines Arztes überprüft werden, ohne daß dabei notwendigerweise auf Einzelfälle eingegangen werden muß[72]. Als Grundlage für solche Schätzungen dienen sog. *„Vergleichsprüfungen"*. Die relevanten Vergleichswerte werden aus der Gesamtheit der Honorarabrechnungen und Arzneimittelverordnungen aller Ärzte innerhalb derselben Fachrichtung (Arztgruppe) errechnet. Durch die Rechtsprechung sind diesbezüglich folgende Grundsätze entwickelt worden[73]:

1. Ein *„Verdacht"* auf Unwirtschaftlichkeit besteht dann, wenn die Vergleichswerte um mehr als 40% überschritten werden. Das Vorliegen von Unwirtschaftlichkeit muß in einem solchen Fall aber anhand einer „genügend beleuchtenden Anzahl von Beispielen" nachgewiesen werden.
2. Werden die Vergleichswerte um wesentlich mehr als 50% überschritten, liegt ein *„offensichtliches Mißverhältnis"* zum Fachgruppendurchschnitt vor, das keines Beweises anhand einer „genügend beleuchtenden Anzahl von Beispielen" bedarf. Faktisch bewirkt also das Vorliegen eines „offensichtlichen Mißverhältnisses" eine *Beweislastumkehrung* im Prüfverfahren. 53% sind der bisher niedrigste Überschreitungswert, bei dem das Bundessozialgericht auf „offensichtliches Mißverhältnis" entschieden hat.
3. Werden die Vergleichswerte nur in bestimmten *Leistungsgruppen* oder einzelnen *Leistungsarten* überschritten, sind die Toleranzgrenzen entsprechend höher anzusetzen. So gilt etwa beim Vergleich einzelner Leistungen erst eine Überschreitung von mehr als 200% als „offensichtliches Mißverhältnis".
4. In allen Prüfungen auf wirtschaftliche Behandlungs- und Verordnungsweise ist auf die *Besonderheiten der Praxis* (Praxisausstattung, Krankengut, Rentneranteil, Anzahl Überweisungen usw.) gebührend Rücksicht zu nehmen.

Diese Grundsätze sind in alle Prüfvereinbarungen eingeflossen. Wie kaum zu einer anderen Frage der Wirtschaftlichkeitsprüfungen enthalten die Vereinbarungen diesbezüglich einheitliche Ausführungen, die z.T. sogar im Wortlaut identisch sind.

Zur Vorbereitung der einzelnen Prüffälle bedienen sich die Prüfungsausschüsse meistens voll- oder nebenamtlicher *Prüfärzte*. Als solche können in der Regel auch die ärztlichen Vertreter in den Prüfungsausschüssen tätig werden.

---

[72] Vgl. Bundessozialgericht Entscheidungssammlung 11, 17, 79, 85 und 102

[73] Vgl. Meier-Greve u. Heinz 1981, S. 49ff.

3.1.1.3.5 Sanktionen

Die Prüfungsausschüsse haben zunächst einmal ganz allgemein die Pflicht, die Ärzte zu *beraten*. Beim Vorliegen einer unwirtschaftlichen Behandlungs- und Verordnungsweise stehen ihnen weiter folgende Maßnahmen zur Verfügung:

1. Hinweise auf nicht ausreichende Beachtung wirtschaftlicher Gesichtspunkte und Rechtsfolgen im Wiederholungsfall;
2. Honorarkürzungen für einzelne Fälle, Leistungen oder Leistungsgruppen;
3. Kürzungen des Gesamthonorars;
4. Schadensfeststellung im Falle von unwirtschaftlicher Verordnungsweise und sonstigen Schäden.

Liegt keine „offensichtliche" Unwirtschaftlichkeit vor, erfolgt eine Honorarkürzung oder Schadensfeststellung in der Regel nur *nach vorausgegangener Ermahnung*, also im Wiederholungsfalle. In *Nordbaden* und *Nordwürttemberg* ist diesbezüglich beispielsweise ausdrücklich vorgesehen, daß „bei einem Arzt, der weniger als ein Jahr an der kassenärztlichen Versorgung teilnimmt, oder bei einem Arzt, der mehrere Vierteljahre hintereinander keinerlei Bescheide der Prüfungseinrichtungen erhalten hat," eine Honorarkürzung erst nach einem vorausgegangenen Hinweis vorgenommen werden darf, „auf den der Arzt seine Behandlungsweise entsprechend einrichten konnte"[74].

3.1.1.4 Beschwerdeverfahren

Gegen den Entscheid eines Prüfungsausschusses können die Betroffenen (Arzt, Kassenärztliche Vereinigung und Krankenkassen) Widerspruch erheben. In den meisten Kassenärztlichen Vereinigungen bewirkt der Widerspruch die Eröffnung eines sog. *„Abhilfeverfahrens"* (Wiedererwägung) vor demselben Prüfungsausschuß. Kann dem Widerspruch auf diesem Wege nicht abgeholfen werden oder ist ein solches Verfahren nicht vorgesehen, gelangt der Streitfall vor den zuständigen *Beschwerdeausschuß*. Für den betroffenen Arzt ist dabei von besonderer Bedeutung, daß er vielfach erst im Abhilfeverfahren oder vor dem Beschwerdeausschuß das Recht erhält, persönlich angehört zu werden. Gegen den Entscheid des Beschwerdeausschusses kann unbeschränkt Klage vor dem *Sozialgericht* erhoben werden. Unter gewissen Voraussetzungen besteht schließlich die Möglichkeit eines Weiterzugs an das *Landessozialgericht* und sogar an das *Bundessozialgericht*.

3.1.1.5 Ergebnisse der Wirtschaftlichkeitsprüfungen

Über die Resultate der Wirtschaftlichkeitsprüfungen sind keine gesicherten Angaben verfügbar. Im allgemeinen wird von Ärzten und Kassen die Ansicht vertreten, den Prüfungen komme hauptsächlich eine präventive Funktion zu. Allein die Tatsache, daß die Ärzte geprüft werden, würde diese zu einer wirtschaftlichen Behandlungs- und Verordnungsweise bewegen. Wo Versuche unternommen worden sind,

---

[74] Prüfvereinbarungen Nordbaden §§ 9, 2 und 9, 4 sowie Nordwürttemberg §§ 8, 2 und 8, 4

das Ausmaß der Honorarkürzungen und Arzneimittel-Regreßforderungen abzuschätzen, sind die entsprechenden Werte durchwegs auf weniger als 1% der Leistungsausgaben der Kassen beziffert worden[75]. Zugunsten der gesetzlichen Krankenkassen wurden beispielsweise in der Kassenärztlichen Vereinigung Schleswig-Holstein im zweiten Quartal 1980 von insgesamt 2427 bei 76 Ärzten Honorarkürzungen vorgenommen. Umfangmäßig beliefen sich die Kürzungen auf 0,33% der gesamten Honorarforderungen. Für die gleiche Periode erteilten die Prüfungsausschüsse an 49 Ärzte Hinweise auf unwirtschaftliche Behandlungs- und Verordnungsweise[76].

3.1.2 Wirtschaftlichkeitsprüfungen bei den Ersatzkassen

3.1.2.1 Allgemeines

Im wesentlichen beruhen die Wirtschaftlichkeitsprüfungen im Ersatzkassenbereich *auf den gleichen Grundsätzen* wie bei den gesetzlichen Kassen. Nachstehend wird deshalb nur auf jene Unterschiede eingegangen, die im einzelnen von Bedeutung sein können.

3.1.2.2 Rechtliche Grundlagen

Wie zu Beginn des Abschnitts über die Wirtschaftlichkeitsprüfungen bereits erwähnt, beruhen die Prüfungen bei den Ersatzkassen nicht auf gesetzlichen Vorschriften, sondern auf vertraglichen Vereinbarungen. Die Kassenärztliche Bundesvereinigung und die beiden Bundesverbände der Ersatzkassen haben das Verfahren zur Überprüfung der ärztlichen Versorgung im *Arzt/Ersatzkassen-Vertrag* für alle Ersatzkassen verbindlich geregelt. Bei den Ersatzkassen bestehen somit diesbezüglich keine Unterschiede zwischen den Kassenärztlichen Vereinigungen wie bei den gesetzlichen Kassen.

3.1.2.3 Prüfungseinrichtungen und Gegenstand der Prüfungen

Der Arzt/Ersatzkassen-Vertrag sieht vor, daß die Kassenärztlichen Vereinigungen für ihren Bereich sog. *„Prüfungs- und Beschwerdekommissionen"* zu bilden haben[77]. Die Kommissionen bestehen aus 3-5 von der Kassenärztlichen Vereinigung bestellten Ärzten und *einem Vertreter der Ersatzkassen mit beratender Stimme.* Gegenstand der Prüfung sind von Amts wegen die ärztliche Behandlungs- und Abrechnungsweise und auf Antrag der Kassen die Arzneiverordnungsweise[78].

---

[75] Vgl. Siebeck 1976, S. 219
[76] Vgl. Schüttrumpf 1981, unveröffentlicht, S. 20
[77] Vgl. Arzt/Ersatzkassen-Vertrag § 15
[78] Vgl. Arzt/Ersatzkassen-Vertrag §§ 14, 1 und 17, 1

3.1.2.4 Statistische Unterlagen und Kriterien zur Auswahl der näher zu prüfenden Ärzte

Wie bei der Abrechnung mit den gesetzlichen Kassen haben die Kassenärztlichen Vereinigungen auch den Ersatzkassen für jeden Arzt quartalsweise einen nach Leistungsgruppen, Kassenmitgliedern, Familienangehörigen und Rentnern aufgegliederten Leistungsnachweis zu übermitteln. Zudem obliegt es ihnen, Gesamtübersichten und Häufigkeitsstatistiken je Arzt und Fachgruppe zur Verfügung zu stellen.

Für die Auswahl zum Prüfverfahren sind im Rahmen des Arzt/Ersatzkassen-Vertrags sog. *„Auswahl-Richtlinien"* beschlossen worden. Danach hat sich die Auswahl zur Rechnungsprüfung zu erstrecken auf:

„Honorarabrechnungen, deren Gesamtfallwert den Gruppenfallwert (Fachgruppendurchschnitt)

1. um mehr als 150% der mittleren Abweichung überschreitet, sofern die KV die statistische Abweichung nach der Gauss-Normalverteilung berechnet, oder
2. um mehr als 40% überschreitet, sofern die statistische Abweichung nach der herkömmlichen Methode errechnet wird;

Honorarabrechnungen, bei denen in den einzelnen Leistungsgruppen der Fallwert den Gruppenfallwert

1. um mehr als 300% der mittleren Abweichung überschreitet, sofern die KV die statistische Abweichung nach der Gauss-Normalverteilung berechnet, oder
2. um mehr als 80% überschreitet, sofern die statistische Abweichung nach der herkömmlichen Methode errechnet wird;

Honorarabrechnungen bei erheblicher Überschreitung des Gruppenfallwertes der einzelnen Leistung, bezogen auf vergleichbare Gruppen;

Honorarabrechnungen, bei denen die KV aus anderen Gründen eine Prüfung für notwendig hält"[79].

3.1.2.5 Informationspflicht der Prüfungskommissionen

Die hervorragende Bedeutung, welche die Information der Kassenärzte im System der Wirtschaftlichkeitsprüfungen in der Bundesrepublik hat, kommt in den „Auswahl-Richtlinien" der Ersatzkassen noch deutlicher zum Ausdruck als in den Prüfvereinbarungen der gesetzlichen Kassen.

Die Richtlinien haben ausdrücklich zum Ziel, „die sachgerechte Information als Regulativ in den Vordergrund zu stellen und das Prüfverfahren im Rahmen der gefestigten Rechtsprechung praktikabel zu gestalten"[80]. *Honorarkürzungen* dürfen nur vorgenommen werden, sofern der betroffene Arzt „ausreichend informiert war und dennoch keine Änderung seiner Behandlungsweise eingetreten ist"[81]. Als ausreichend informiert gelten dabei Ärzte, die *wiederholt* in den der Prüfung vorausgegangenen Quartalen unterrichtet oder von Honorarkürzungen betroffen wurden.

Überschreiten die *Verordnungskosten* eines Arztes den durchschnittlichen Grup-

[79] Auswahl-Richtlinien/Ersatzkassen S.3 Punkte 3.1.1.-3.1.4

[80] Auswahl-Richtlinien/Ersatzkassen S.1

[81] Auswahl-Richtlinien/Ersatzkassen S.4 Punkt 4.2

penfallwert um mehr als 40%, ist der Arzt schriftlich zu informieren. Beträgt die Überschreitung mehr als 70%, werden dem Arzt „möglichst im Rahmen einer persönlichen Anhörung das Ausmaß seiner Überschreitung sowie Art und Umfang seiner Verordnungsweise unter Berücksichtigung seiner Behandlungsweise in geeigneter Form dargelegt; wenn notwendig, wird er zu einer wirtschaftlichen Verordnungsweise angehalten“[82]. Seitens der Ersatzkassen wird erst dann ein Antrag auf Überprüfung der Verordnungsweise gestellt, wenn diese Informationen ihre beabsichtigte Wirkung verfehlen[83].

Stehen die Honorarforderungen oder Verordnungskosten eines Arztes aber in einem „offensichtlichen Mißverhältnis“ zu den vergleichbaren Durchschnittswerten seiner Fachgruppe, kann eine Honorarkürzung oder Feststellung auf Schadenersatz auch ohne vorherige Information vorgenommen werden[84].

3.1.2.6 Beschwerdeverfahren

Gegen den Entscheid der Prüfungskommission können Arzt und Kassen bei derselben Kommission Widerspruch einlegen. Kann diesem nicht abgeholfen werden, entscheidet die Beschwerdekommission darüber. Das Verfahren vor der Beschwerdekommission ist grundsätzlich schriftlich. Sowohl der betroffene Arzt als auch die Kassen haben aber Anspruch, auf ihren Antrag hin persönlich gehört zu werden.

Der Entscheid der Beschwerdekommission unterliegt schließlich der Sozialgerichtsbarkeit.

3.1.2.7 Ergebnisse der Wirtschaftlichkeitsprüfungen

Obwohl diesbezüglich keine umfassenden Vergleiche vorliegen, dürften sich die Ergebnisse der Wirtschaftlichkeitsprüfungen im Ersatzkassenbereich kaum von jenen bei den gesetzlichen Kassen unterscheiden. Im zweiten Quartal 1980 kürzten beispielsweise die Prüfungskommissionen in Schleswig-Holstein von insgesamt 2427 bei 47 Ärzten die Honorare. Diese Kürzungen beliefen sich auf 0,29% der gesamten Honorarforderungen. Für den gleichen Zeitraum wurden an 39 Ärzte Hinweise auf unwirtschaftliche Behandlungs- und Verordnungsweise erteilt (vgl. 3.1.1.5)[85].

3.2 Die „Kostendämpfungsgesetze“ von 1977 und 1981/82

3.2.1 Allgemeines

Die Ausgaben der sozialen Krankenversicherung stiegen von rund 10 Milliarden DM im Jahr 1960 auf beinahe 90 Milliarden im Jahr 1980 an. Diese Kostenentwicklung, welche mit dem althergebrachten Verfahren zur Überwachung der Wirtschaft-

---

[82] Auswahl-Richtlinien/Ersatzkassen S. 5 Punkte 1.1.1. und 1.1.2

[83] Vgl. Auswahl-Richtlinien/Ersatzkassen S. 5 Punkt 1.4

[84] Vgl. Auswahl-Richtlinien/Ersatzkassen S. 4 Punkt 4.7. und S. 5 Punkt 1.6

[85] Vgl. Schüttrumpf 1981, unveröffentlicht, S. 20

lichkeit in der kassenärztlichen Versorgung offensichtlich nicht auch nur teilweise unter Kontrolle gebracht werden konnte, löste in der zweiten Hälfte der 70er Jahre in der Bundesrepublik eine seither immer noch andauernde Diskussion um weitere und geeignete Maßnahmen zur Kostendämpfung im Gesundheitswesen aus. Im Zuge dieser Auseinandersetzungen wurden auf Bundesebene ab 1977 verschiedene sog. „Kostendämpfungsgesetze" erlassen.

Als erstes wurde am 27. Juni 1977 mit Wirkung ab 1. Juli des gleichen Jahres das *„Krankenversicherungs-Kostendämpfungsgesetz"* verabschiedet[86]. Ihm folgten am 22. Dezember 1981 das *„Kostendämpfungs-Ergänzungsgesetz"*[87] und das *„Krankenhaus-Kostendämpfungsgesetz"*[88]. Ersteres trat am 1. Januar und letzteres am 1. Juli 1982 in Kraft. Alle drei Gesetze gelten für den gesamten Bereich der sozialen Krankenversicherung, also auch für die Ersatzkassen.

3.2.2 Das „Krankenversicherungs-Kostendämpfungsgesetz"

3.2.2.1 Zielsetzung

Mit der Verabschiedung des „Krankenversicherungs-Kostendämpfungsgesetzes" hat der Gesetzgeber den Versuch unternommen, die Ausgaben der Kassen stärker als bisher von ihren Einnahmen abhängig zu machen. Die Ausgabenzuwächse der Kassen hätten sich in Zukunft im Rahmen der allgemeinen Lohnerhöhungen zu bewegen gehabt. Diese *„einkommensabhängige Ausgabenpolitik"* sollte es letztlich ermöglichen, die lohnprozentualen Beitragssätze auf einem *konstanten Niveau* halten zu können.

Dabei wollte der Gesetzgeber aber ausdrücklich sowohl die Selbstverwaltung in der kassenärztlichen Versorgung als auch die Erhaltung und den Ausbau der gegenwärtigen medizinischen Versorgung weiterhin gewährleisten.

3.2.2.2 Ansatzpunkte

Durch das Gesetz wurde die Reichsversicherungsordnung in mehrfacher Hinsicht abgeändert. Die wichtigsten der neuen Bestimmungen betrafen aber nur die kassenärztliche und kassenzahnärztliche Versorgung einschließlich der Arzneimittelverordnung. Im wesentlichen wurden dabei drei neue Elemente als Kostendämpfungsmaßnahmen in das System der sozialen Krankenversicherung eingeführt, nämlich:

1. ein „Arzneimittelhöchstbetrag",
2. die Koppelung der Ausgaben für die kassenärztliche Versorgung an die Entwicklung der Löhne und
3. eine „Konzertierte Aktion im Gesundheitswesen"[89].

---

[86] Krankenversicherungs-Kostendämpfungsgesetz
[87] Kostendämpfungs-Ergänzungsgesetz
[88] Krankenhaus-Kostendämpfungsgesetz
[89] Vgl. Reichsversicherungsordnung §§ 368 f, 3 und 6 sowie 405 a

Auf weitere Maßnahmen, wie etwa die Einführung einer verhältnismäßig bescheidenen Kostenbeteiligung der Patienten von 1,- DM bei der Verordnung von Arznei- und Heilmitteln oder einer sog. „Negativliste" für nichtkassenpflichtige Medikamente (vgl. 2.1.4.2) wird hier nicht näher eingegangen.

Der *„Arzneimittelhöchstbetrag"* sollte innerhalb einer Kassenärztlichen Vereinigung die kostenmäßige Obergrenze für die im Verlaufe eines Jahres von allen Ärzten zusammen verschriebenen kassenpflichtigen Medikamente darstellen und muß seither in den Gesamtverträgen zwischen Ärzten und Kassen quantitativ genau festgelegt werden. Für den Fall, daß im Vereinbarungszeitraum diese Obergrenze „nicht nur geringfügig" überschritten wird, haben die Vertragsparteien die Ursachen festzustellen[90]. Geht die Überschreitung nicht auf eine „unvorhergesehene und allgemeine erhebliche Zunahme der Krankheitshäufigkeit" zurück, sind zusätzliche und gezielte Einzelprüfungen der Verordnungsweise der Ärzte durchzuführen. Ein Ausgleich kann jedoch nur auf dem Wege eines *Einzelregresses* erfolgen - also im Rahmen der ordentlichen Wirtschaftlichkeitsprüfungen[91].

Mit dem „Krankenversicherungs-Kostendämpfungsgesetz" ist erstmals eine gesamtwirtschaftliche Bezugsgröße, wie die *Einkommensentwicklung der Versicherten,* als Bestimmungsfaktor zur Festlegung bzw. Veränderung der „Gesamtvergütungen" und „Arzneimittelhöchstbeträge" in die Reichsversicherungsordnung aufgenommen worden.

Bei den Vereinbarungen über die *„Gesamtvergütungen"* sind „die zu erwartende Entwicklung der durchschnittlichen Grundlohnsumme der beteiligten Krankenkassen, der Praxiskosten und der für die kassenärztliche Tätigkeit aufzuwendenden Arbeitszeit sowie Art und Umfang der ärztlichen Leistungen, soweit sie auf einer gesetzlichen oder satzungsmäßigen Leistungsausweitung beruhen, zu berücksichtigen"[92].

Bei der Festlegung oder Veränderung der *„Arzneimittelhöchstbeträge"* sind „insbesondere die Entwicklung der Preise der verordneten Arzneimittel und der Zahl der behandelten Personen einerseits sowie die Entwicklung der durchschnittlichen Grundlohnsumme der beteiligten Krankenkassen andererseits zu berücksichtigen"[93].

In der *„Konzertierten Aktion im Gesundheitswesen"* sind die Träger der sozialen und privaten Krankenversicherung, Ärzte und Zahnärzte, Krankenhäuser, Apotheken, die pharmazeutische Industrie, Gewerkschaften und Arbeitgeberverbände, die Länder und Gemeinden vertreten. Zudem ist die Bundesregierung daran zu beteiligen. Insgesamt umfaßt die Institution etwa 60-70 Personen. Die „Konzertierte Aktion" hat die Aufgabe,

---

[90] Als „nicht nur geringfügige Überschreitung" gilt nach gemeinsamer Übereinkunft der Ärzte und Kassen eine Überschreitung des vereinbarten Steigerungsprozentsatzes um mehr als 10%. Wird also beispielsweise gegenüber dem Vorjahr eine Zunahme von 5% vereinbart, ist eine effektive Ausgabenzunahme um 5,5% immer noch zulässig

[91] Reichsversicherungsordnung § 368 f, 6

[92] Reichsversicherungsordnung § 368 f, 3, zur Definition des Grundlohns: Der Grundlohn entspricht dem für die Beitragsfestsetzung maßgebenden Arbeitseinkommen eines Versicherten. Einkommensteile, welche die Beitragsbemessungsgrenze übersteigen, gehören also nicht zum Grundlohn

[93] Reichsversicherungsordnung § 368 f, 6

1. medizinische und wirtschaftliche Orientierungsdaten und
2. Vorschläge zur Rationalisierung, Erhöhung der Effektivität und Effizienz im Gesundheitswesen

zu entwickeln und miteinander abzustimmen.

Einmal jährlich, jeweils bis Ende März, muß sie dazu und „insbesondere über die angemessene Veränderung der Gesamtvergütungen und der Höchstbeträge für Arzneimittel" *Empfehlungen* abgeben[94]. Im Zusammenhang mit den Bestrebungen um eine Kostendämpfung im Gesundheitswesen der Bundesrepublik sind es denn auch gerade die Empfehlungen zu den „Gesamtvergütungen" und „Arzneimittelhöchstbeträgen", die vor allem interessieren. Kommen in der „Konzertierten Aktion" keine entsprechenden Empfehlungen zustande oder nur *gegen den Willen der Vertreter der Ärzte oder Kassen,* so haben die Kassenärztliche Bundesvereinigung und die Bundesverbände der Kassen an ihrer Stelle *gemeinsam* solche abzugeben.

Sowohl die Empfehlungen der „Konzertierten Aktion" als auch jene der Spitzenverbände „sollen" bei den Vertragsabschlüssen zwischen Ärzten und Kassen „angemessen berücksichtigt werden". Dabei kann besonderen regionalen Verhältnissen und besonderen Verhältnissen der Kassenarten Rechnung getragen werden[95].

Mit der Institutionalisierung der „Konzertierten Aktion im Gesundheitswesen" ist der Versuch unternommen worden, die Ausgabenentwicklung in der sozialen Krankenversicherung einer *„Globalsteuerung"* zu unterwerfen. Allen direkt am Gesundheitswesen Beteiligten sollte dadurch die Möglichkeit gegeben werden, auf höchster politischer Ebene und freiwilliger Basis die gesundheitspolitisch relevanten Entscheide zu koordinieren.

3.2.2.3 Anwendung

3.2.2.3.1 Die Empfehlungen der „Konzertierten Aktion im Gesundheitswesen"

In ihrer ersten Sitzung im März 1978 hat die „Konzertierte Aktion" zur Veränderung der *Honorarvergütungen* folgende Empfehlung abgegeben: „Als Veränderung der kassenärztlichen Gesamtvergütungen wird eine Erhöhung um 5,5 v. H. je Versichertem vom 1. Juli 1978 an für ein Jahr empfohlen. Dabei gehen die Vertreter der Träger der gesetzlichen Krankenversicherung und der Kassenärzte davon aus, daß hiervon rund 2,5 v. H. auf die Erhöhung der Vergütungssätze und rund 3 v. H. auf eine Mengenausweitung entfallen ... Dieser Empfehlung haben die Vertreter der Träger der gesetzlichen Krankenversicherung und der Kassenärzte zugestimmt"[96]. In bezug auf die Vergütungen an die Zahnärzte konnte in dieser Sitzung keine Einigung erzielt werden. In den folgenden Jahren enthielten die Empfehlungen zur Veränderung der Gesamtvergütungen *keine quantitativ genau definierten Vorgaben mehr* und orientierten sich zudem in der Regel an bereits zwischen den Bundesver-

94 Reichsversicherungsordnung § 405 a, 1

95 Vgl. Reichsversicherungsordnung § 368 f, 4 und 7

96 Sozialpolitische Informationen Nr. 10/78, S. 3, zur Definition der gesetzlichen Krankenversicherung: Die Ersatzkassen werden hier ebenfalls zu den Trägern der gesetzlichen Krankenversicherung gerechnet

bänden der Ärzte und Kassen getroffenen Vereinbarungen. Für das erste Halbjahr 1981 wurde überhaupt keine entsprechende Empfehlung abgegeben.

In bezug auf die Veränderung der *„Arzneimittelhöchstbeträge"* konnte sich die „Konzertierte Aktion" demgegenüber bis zum 1. April 1982 stets auf genaue prozentuale Zuwachsraten einigen.

Über die einzelnen Empfehlungen der „Konzertierten Aktion" seit dem Inkrafttreten des „Krankenversicherungs-Kostendämpfungsgesetzes" gibt die nachstehende Tabelle 14 Auskunft.

Tabelle 14. Die Empfehlungen der „Konzertierten Aktion im Gesundheitswesen" zur Festsetzung bzw. Veränderung der „Gesamtvergütungen" und „Arzneimittelhöchstbeträge"[97]

Vergütungszeitraum	Zuwachsrate je Mitglied gegenüber den Vorjahreswerten
	Empfehlungen zu den „Gesamtvergütungen"
1.7. 1978-31.6. 1979	5,5%[a]; davon wegen Mengenausweitung: 3% Erhöhung Vergütungssätze: 2,5%
1.7. 1979-31.12. 1980	Allgemein gehaltene Empfehlung ohne quantitativ festgelegte Zuwachsrate
1.1. 1981-30.6. 1981	Keine Empfehlung
ab 1.7. 1981	Allgemein gehaltene Empfehlung ohne quantitativ festgelegte Zuwachsrate
	Empfehlungen zu den „Arzneimittelhöchstbeträgen"
1.7. 1978-31.12. 1978	3,5%[b]
1.1. 1979-31.12. 1979	5,7%
1.1. 1980-31.12. 1980	5,9%
1.1. 1981-31.3. 1982	4,5%[c]
ab 1.4. 1982	Allgemein gehaltene Empfehlung ohne quantitativ festgelegte Zuwachsrate

[a] Ausschließlich der Zahnärzte

[b] Für das 2. Halbjahr 1978 wurde empfohlen, die „Arzneimittelhöchstbeträge" so festzusetzen, daß sich die Aufwendungen für Arzneimittel in diesem Zeitraum je Mitglied um nicht mehr als 3,5% *gegenüber der Hälfte der Gesamtausgaben im Jahre 1977* erhöhten

[c] Für den Zeitraum vom 1.1. 1981 bis 31.3. 1982 empfahl die „Konzertierte Aktion" die „Arzneimittelhöchstbeträge" so festzusetzen, daß sich die Ausgaben je Mitglied nicht um mehr als 4,5% *von fünf Vierteln der Ausgaben für das Jahr 1980* erhöhten

3.2.2.3.2 Die Vereinbarungen zwischen den Bundesverbänden der Ärzte und Kassen

Die Frage, ob die Empfehlungen der „Konzertierten Aktion" zu den „Gesamtvergütungen" ab 1979 noch gesetzeskonform waren oder nicht, soll dahingestellt bleiben. Die Bundesverbände der Ärzte und Kassen haben für diesen Zeitraum jeden-

---

[97] Quelle: Sozialpolitische Informationen Nr. 10/78, S. 3, S 8/80, S. 11 f., S2/81, S. 11 ff., P 15/82, S. 13 ff., P 35/83, S. 15 ff. und - ohne Nummer - Dokumentation zur Frühjahrstagung der Konzertierten Aktion im Gesundheitswesen am 22. März 1979, S. 8 f.

falls *in getrennten Verhandlungen* Vereinbarungen über die Honorierung der Ärzte getroffen. Dabei muß grundsätzlich zwischen folgenden vier Arten von Vereinbarungen unterschieden werden:

1. Vereinbarungen zwischen den Bundesverbänden der gesetzlichen Kassen und der Kassenärztlichen Bundesvereinigung;
2. Vereinbarungen zwischen den Bundesverbänden der gesetzlichen Kassen und der Kassenzahnärztlichen Bundesvereinigung;
3. Vereinbarungen zwischen den Ersatzkassenverbänden und der Kassenärztlichen Bundesvereinigung;
4. Vereinbarungen zwischen den Ersatzkassenverbänden und der Kassenzahnärztlichen Bundesvereinigung.

Im Bereich der gesetzlichen Kassen sind für jeden Bundesverband, d.h. also für jede Kassenart, eigene Vereinbarungen getroffen worden. Demgegenüber gelten für alle Ersatzkassen die gleichen Abkommen.

In diesem Zusammenhang muß daran erinnert werden, daß für die Ersatzkassen die Verträge über die ambulante ärztliche und zahnärztliche Versorgung von ihren Verbänden auf Bundesebene abgeschlossen werden. Die eben erwähnten Vereinbarungen stellen somit für die Ersatzkassen einen Bestandteil dieser für sie unmittelbar verbindlichen Verträge dar (vgl. 2.1.3.3). Für die gesetzlichen Kassen haben die Vereinbarungen der Bundesverbände demgegenüber nur empfehlenden Charakter.

Das Bedeutsamste an den zwischen den Bundesverbänden getroffenen Vereinbarungen besteht nun aber darin, daß sie sich immer *nur auf die Veränderung der Vergütungssätze (Tarifpunktwerte)* und nicht auf die Veränderung der effektiven Gesamtvergütungen unter Einschluß der Mengenausweitung bezogen haben und noch beziehen. Zwischen der Kassenärztlichen Bundesvereinigung und den Verbänden der gesetzlichen Kassen ist zwar regelmäßig eine Begrenzung der durchschnittlichen *Fallwerterhöhungen* von je nach Vergütungszeitraum 2–2,3% vorgesehen worden, die Entwicklung der *Fallzahlen* blieb jedoch davon unberührt. In den übrigen Vereinbarungen sind überhaupt keine Mengenbeschränkungen beschlossen worden. Bei den gesetzlichen Kassen besteht zwar weitgehende Einigkeit darüber, daß die Mengenkomponente von Gesetzes wegen in diesen Vereinbarungen berücksichtigt und auch in die Honorarverhandlungen auf Landesebene miteinbezogen werden müßte. Nach Ansicht der Ärzte hingegen würde dadurch das Einzelleistungssystem aufgehoben und die Gesamtvergütung in einen Festbetrag umgewandelt. Dieser „Auslegungsstreit“ ist bis heute nicht geklärt worden.

Die Tabellen 15 und 16 geben eine Übersicht über die seit 1979 getroffenen Vereinbarungen.

3.2.2.3.3 Die Vereinbarungen im Rahmen der Gesamtverträge

Im Bereich der gesetzlichen Kassen bleiben sämtliche Empfehlungen letztlich wirkungslos, wenn sie nicht Eingang in die Gesamtverträge auf Landesebene finden.

In Anlehnung an die Vereinbarungen zwischen den Bundesverbänden ist bisher in allen Verhandlungen über die Veränderung der *„Gesamtvergütung“* darauf verzichtet worden, die Mengenausweitung einer effektiven Beschränkung zu unterwerfen. Im übrigen weichen aber die Regelungen der Gesamtverträge z.T. erheblich

Tabelle 15. Die Vereinbarungen der Spitzenverbände der Ärzte, Zahnärzte und Kassen zur Veränderung der Vergütungssätze (Tarifpunktwerte) seit 1979[98]

Vergütungs-zeitraum	Ärzte/ gesetzliche Kassen	Ärzte/ Ersatzkassen	Zahnärzte/ gesetzliche Kassen	Zahnärzte/ Ersatzkassen
1979:				
1. Halbjahr		+4,0%		
2. Halbjahr	+3,5%	↓	+4,3%	+3,5%
1980	↓		↓	↓
1. Halbjahr		+4,5%		
2. Halbjahr	+1,5%		+0,9%	+1,3%
1981:	↓	↓	↓	↓
1. Halbjahr	+4,0%	+4,5%	+4,0%	+3,8%
2. Halbjahr			+0,2%	+1,2%
1982:			↓	↓
1. Halbjahr			+1,1%	+0,6%
2. Halbjahr				
1983:				
1. Halbjahr	↓	↓	↓	↓

Die prozentualen Veränderungsraten sind als einmalige Erhöhungen mit Wirkung ab dem 1. des entsprechenden Halbjahres und Gültigkeit bis zur nächsten Erhöhung zu verstehen.
Die für den Bereich der gesetzlichen Kassen angegebenen Veränderungsraten entsprechen den Durchschnittswerten aus den verschieden hohen kassenartspezifischen Vereinbarungen.

Tabelle 16. Die Vereinbarungen der Spitzenverbände der Ärzte, Zahnärzte und Kassen zur Veränderung der Vergütungssätze gemäß Tabelle 15 im Vergleich zur Preis- und Lohnentwicklung seit 1979, Indizes[99]

	Vereinbarungen zur Erhöhung der Vergütungssätze				Verbraucher-preise	Grundlohn je Kassenmitglied (ohne Rentner)
	Ärzte/gesetzliche Kassen	Ärzte/Ersatzkassen	Zahnärzte/ gesetzlliche Kassen	Zahnärzte/ Ersatzkassen		
1.1.1979	100	100	100	100	100	100
1.7.1979	103,5	↓	104,3	103,5	-	-
1.1.1980	↓	104,5	↓	↓	104,2	106,2
1.7.1980	105,5	↓	105,2	104,8	-	-
1.1.1981	109,25	109,2	109,4	108,8	109,9	111,9
1.7.1981			109,7	110,1	-	-
1.1.1982			110,9	110,8	116,5	117,5
1.7.1982	↓	↓	↓	↓	-	-
1.1.1983	109,25	109,2	110,9	110,8	122,7	122,7

98 Quellen: Sozialpolitische Informationen Nr. S 8/80, S. 10f., eigene Erhebungen

99 Quellen: Bundesarbeitsblatt Nr. 9/83, S. 136; Bundesverband der Ortskrankenkassen, Statistische Informationen, Reihe 2: Finanzen, Nr. 10/80, S. 6, Nr. 12/81, S. 6, Nr. 11/82, S. 6 und Nr. 11/83, S. 4f.; Sozialpolitische Informationen Nr. S 8/80, S. 10f.; Wirtsch Stat 1982, 1/60; eigene Erhebungen

von den Empfehlungen der Bundesverbände ab. Unterschiede bestehen nicht nur bezüglich der Höhe der Vergütungssätze, sondern auch hinsichtlich der Laufzeiten der Verträge, der grundsätzlichen Berücksichtigung der Fallwertbegrenzungen und der evtl. Maßnahmen bei Überschreiten der Höchstfallwerte u. a. m. Dabei kann es vorkommen, daß zwischen den gesetzlichen Kassen auf Landesebene ein größerer Konsens als in den Bundesempfehlungen erzielt wird. Dies ist beispielsweise in Bayern der Fall, wo für alle gesetzlichen Kassen der gleiche Vergütungssatz gilt, während auf Bundesebene kassenartspezifische Punktwerte vorgesehen sind[100].

Die Empfehlungen der „Konzertierten Aktion“ zur Festlegung der *„Arzneimittelhöchstbeträge“* sind schließlich in den Verträgen auf Landesebene nicht nur unterschiedlich berücksichtigt worden, z. T. ist - wie beispielsweise in Bayern seit 1981 - auf die Vereinbarung eines solchen Höchstbetrags überhaupt verzichtet worden.

3.2.2.4 ***Bericht der Bundesregierung zum „Krankenversicherungs-Kostendämpfungsgesetz“***

Aufgrund von § 6 der Übergangs- und Schlußvorschriften zum „Krankenversicherungs-Kostendämpfungsgesetz“ war die Bundesregierung verpflichtet, bis zum 31. Dezember 1981 einen Bericht über „die Erfahrungen mit der Konzertierten Aktion im Gesundheitswesen, den Bundesempfehlungen zur Veränderung der Gesamtvergütungen und der Arzneimittelhöchstbeträge sowie über die Auswirkung der Regelungen über die Gesamtvergütungen und die Arzneimittelhöchstbeträge vorzulegen“. Sie hatte außerdem darzulegen, inwieweit die Entwicklung der Kassenausgaben in Übereinstimmung mit der Einkommensentwicklung der Versicherten stand. Hätten sich aus dem Bericht „Notwendigkeiten zu gesetzgeberischen Maßnahmen“ ergeben, sollte die Regierung einen entsprechenden Vorschlag machen.

Der Bericht wurde am 2. Februar 1982 veröffentlicht[101]. Zu diesem Zeitpunkt waren aber sowohl das „Kostendämpfungs-Ergänzungsgesetz“ als auch das „Krankenhaus-Kostendämpfungsgesetz“ bereits verabschiedet worden. Die Regierung hat diesem Umstand Rechnung getragen und entsprechend darauf verzichtet, weiterreichende gesetzgeberische Maßnahmen vorzuschlagen. Der Bericht beschränkt sich somit im wesentlichen auf die Erfahrungen mit den Instrumenten des Kostendämpfungskonzepts im Hinblick auf das angestrebte Ziel der Beitragssatzstabilität.

In ihrer „Zusammenfassung der wesentlichen Ergebnisse“ kommt die Bundesregierung u. a. zum Schluß, daß es in „verschiedenen Bereichen Reibungsverluste“ gibt, die „teilweise durch eine unzureichende und von den Kassenarten teilweise auch unterschiedlich gehandhabte Ausschöpfung der in den Regelungen des Krankenversicherungs-Kostendämpfungsgesetzes zur Verfügung gestellten Kostendämpfungsinstrumente entstehen“. Wie es im Bericht weiter heißt, habe sich das Konzept zur Kostendämpfung „als grundsätzlich wirksam erwiesen“. Dies würden die Ausgabenentwicklung im unmittelbaren Anschluß an das Inkrafttreten des Gesetzes sowie die „erreichte Beitragssatzstabilität in den Jahren 1977-1980“ bestäti-

---

[100] Vgl. Smigielski 1981, unveröffentlicht, S. 11 ff.
[101] Bericht der Bundesregierung... 1982

gen. Zur langfristigen Stabilisierung der Finanzierungsgrundlagen bedürfe das Kostendämpfungskonzept aber auch der Ergänzung und Weiterentwicklung. Nach Meinung der Bundesregierung hat sich auch die „Konzertierte Aktion" „grundsätzlich" bewährt. Insbesondere sei der gesetzliche Auftrag, jährlich Empfehlungen über die angemessene Veränderung der Gesamtvergütungen und der Arzneimittelhöchstbeträge abzugeben, „im wesentlichen erfüllt" worden. Als nachteilig habe sich diesbezüglich allerdings das „bisherige Fehlen einer eindeutigen Einbeziehung des wichtigen Ausgabenbereichs für die Krankenhauspflege erwiesen"[102].

Auf die Beurteilung der Wirksamkeit des „Krankenversicherungs-Kostendämpfungsgesetzes" wird noch unter 3.4 näher einzugehen sein.

3.2.3 Das „Kostendämpfungs-Ergänzungsgesetz"

3.2.3.1 Zielsetzung

Mit dem am 1. Januar 1982 in Kraft getretenen Gesetz sind die bisherigen Maßnahmen zur Kostendämpfung in der kassenärztlichen Versorgung durch weitere ergänzt worden. Der Gesetzgeber hat insofern das Kostendämpfungskonzept von 1977 *weiterentwickelt* und versucht, bestehende Lücken innerhalb desselben zu schließen.

3.2.3.2 Ansatzpunkte

Das Instrumentarium zur Beschränkung der Kassenausgaben ist mit dem „Ergänzungsgesetz" in 3facher Hinsicht ausgebaut worden.

Zunächst ist einmal analog dem „Arzneimittelhöchstbetrag" ein *„Heilmittelhöchstbetrag"* eingeführt worden. Die entsprechenden Empfehlungen und Vereinbarungen dazu hatten erstmalig mit Wirkung vom 1. Juli 1982 an zu erfolgen[103]. Die „Konzertierte Aktion" ist dieser gesetzlichen Verpflichtung aber erstmals in ihrer Sitzung vom 23. März 1983 nachgekommen, in welcher sie eine allgemein gehaltene Empfehlung abgegeben hat.

Weiter ist in einzelnen Leistungsbereichen die *Kostenbeteiligung der Patienten erhöht worden.* So wurde etwa der bisherige Selbstkostenanteil von 1,00 DM je verordnetes Arznei- und Heilmittel auf 1,50 DM für Arznei- und 4,00 DM für Heilmittel angehoben. Bei der Abgabe von Brillen gehen seither ebenfalls 4,00 DM zu Lasten der Patienten. Von größerer Bedeutung dürfte jedoch die erhöhte Kostenbeteiligung bei der Inanspruchnahme von zahntechnischen Leistungen, bei Zahnersatz und Zahnkronen, sein. Es liegt zwar nach wie vor in der Kompetenz der einzelnen Kassen, die Höhe der Zuschüsse an die entsprechenden Kosten in ihren Satzungen selbst festzulegen. Die Zuschüsse dürfen aber einen bestimmten Prozent-

---

[102] Bericht der Bundesregierung... 1982, S. 2ff.

[103] Vgl. Reichsversicherungsordnung § 368f, 6 und Kostendämpfungs-Ergänzungsgesetz Art. 5, Übergangsvorschriften, Ziff. 2

satz nicht übersteigen, der durch das „Ergänzungsgesetz“ von 80 auf 60 reduziert wurde[104].

Schließlich hat ein kleiner *Abbau der Kassenleistungen* stattgefunden. So ist beispielsweise der Bundesminister für Arbeit und Sozialordnung ermächtigt worden, durch Rechtsverordnung selbst zu bestimmen, welche Arznei-, Verband- und Heilmittel bei geringfügigen Gesundheitsstörungen nicht zu Lasten der Kassen verordnet werden dürfen[105]. Durch das Gesetz von 1977 waren die Ärzte und Kassen verpflichtet worden, gemeinsam eine solche *„Negativliste“* auszuarbeiten und dem Bundesministerium zur Genehmigung vorzulegen. Eine erste daraufhin zusammengestellte Liste wurde aber vom Ministerium nicht genehmigt (vgl. 2.1.4.2).

Im Rahmen der *Mutterschaftshilfe* ist die Anzahl der Tage, für welche die Kassen der Versicherten nach der Entbindung Pflege in Entbindungs- oder Krankenanstalten zu gewähren haben, von 10 auf 6 reduziert worden[106].

Eine Art *„Kurenhöchstbetrag“* ist durch die Bestimmung festgelegt worden, wonach in den Jahren 1982 und 1983 die jährlichen Ausgaben für Kuren je Mitglied den Betrag nicht überschreiten dürfen, den die Kasse dafür im Jahre 1980 ausgegeben hat. Die Ausgaben für Kuren „dürfen auch den Betrag, den alle Träger der Krankenversicherung dafür durchschnittlich je Mitglied im Jahre 1980 ausgegeben haben, um nicht mehr als 20 vom Hundert überschreiten“[107].

3.2.3.3 Feststellung der Bundesregierung und Entschließung des Bundestags

Bei der Einbringung des „Kostendämpfungs-Ergänzungsgesetzes“ hat die Bundesregierung folgendes festgestellt: „Der vorliegende Gesetzesentwurf richtet sich nicht auf eine Lösung der tiefgreifenden Strukturprobleme im System der gesetzlichen Krankenversicherung. Die Bundesregierung hat beschlossen, zur Lösung dieser Probleme einen gesonderten Gesetzentwurf vorzulegen“[108].

Inzwischen ist bekanntlich die sozial-liberale Koalition in der Regierung durch eine christlich-liberale abgelöst worden. Ob die neue Regierung an diesem Beschluß zum sog. „Strukturgesetz“ festhalten wird, bleibt noch abzuwarten.

Anläßlich der Verabschiedung des „Kostendämpfungs-Ergänzungsgesetzes“ hat sich der Deutsche Bundestag in einer Entschließung wie folgt geäußert: „Der Deutsche Bundestag geht bei der Beschlußfassung über das Kostendämpfungs-Ergänzungsgesetz davon aus, daß die Spitzenverbände der Träger der Krankenversicherung, die Kassenärztliche Bundesvereinigung und die Kassenzahnärztliche Bundesvereinigung alle notwendigen Maßnahmen ergreifen, damit die von ihnen erklärte Erwartung eintritt, daß in der Aufrechnung der beiden Jahre 1981 und 1982 die durchschnittliche Ausgabenentwicklung für die ambulante kassenärztliche und kassenzahnärztliche Versorgung im Einklang mit der Grundlohnentwicklung liegen wird.

Außerdem erwartet der Deutsche Bundestag, daß die Mitgliedsfirmen des Bun-

---

[104] Vgl. Reichsversicherungsordnung § 182 c, 1
[105] Vgl. Reichsversicherungsordnung § 182 f
[106] Vgl. Reichsversicherungsordnung § 199, 1
[107] Reichsversicherungsordnung § 187 a
[108] Bericht der Bundesregierung ... 1982, S. 10

desverbands der pharmazeutischen Industrie seinem Appell folgen, die Preise bis Ende 1982 stabil zu halten.

Der Deutsche Bundestag wird weitere Maßnahmen erwägen, wenn die Ausgabenentwicklung in der gesetzlichen Krankenversicherung insgesamt die Grundlohnentwicklung übersteigt und dadurch die Beitragssatzstabilität gefährdet wird"[109].

3.2.4 Das „Krankenhaus-Kostendämpfungsgesetz"

3.2.4.1 Zielsetzung

Mit dem am 1. Juli 1982 in Kraft getretenen Gesetz ist der Versuch unternommen worden, die Ausgabenentwicklung im Krankenhausbereich, die von den bisherigen Kostendämpfungsmaßnahmen weitgehend ausgeklammert geblieben war, ebenfalls einer verstärkten Kostenkontrolle zu unterziehen.

3.2.4.2 Ansatzpunkte

Durch das „Krankenhaus-Kostendämpfungsgesetz" sind sowohl das „Gesetz zur wirtschaftlichen Sicherung der Krankenhäuser und zur Regelung der Krankenhauspflegesätze" von 1972 als auch die Reichsversicherungsordnung abgeändert worden.

Die Revision des sog. „Krankenhausfinanzierungsgesetzes" hat im wesentlichen aber nichts Neues zur Folge gehabt. Bezeichnend für die (auch) im stationären Bereich verfolgte Kostendämpfungsstrategie dürfte dabei jene neue Vorschrift sein, wonach die Deutsche Krankenhausgesellschaft und die Spitzenverbände der Träger der gesetzlichen Krankenversicherung „gemeinsam Empfehlungen über Maßstäbe und Grundsätze für die Wirtschaftlichkeit und Leistungsfähigkeit der Krankenhäuser, insbesondere für den Personalbedarf und die Sachkosten" zu erarbeiten haben[110]. Kommt eine solche gemeinsame Empfehlung innerhalb eines Jahres nicht zustande, bestimmt die Bundesregierung die entsprechenden Maßstäbe und Grundsätze durch Rechtsverordnung mit Zustimmung des Bundesrats. Die Empfehlungen bzw. Rechtsverordnungen „sollen bei entsprechenden Vereinbarungen auf Landesebene angemessen berücksichtigt werden"[111].

Demgegenüber hat das „Krankenhaus-Kostendämpfungsgesetz" durch die Änderung und Ergänzung der Reichsversicherungsordnung eine bemerkenswerte Neuerung mit sich gebracht. Die gesetzlichen Vorschriften zur Überwachung der Wirtschaftlichkeit in der kassenärztlichen Versorgung sind nämlich z. T. unmittelbar auf die stationäre Behandlung übertragen worden. So haben die Landesverbände der Krankenkassen und die Krankenhausgesellschaften der Länder in jedem Land

---

[109] Bericht der Bundesregierung . . . 1982, S. 10

[110] Krankenhaus-Kostendämpfungsgesetz § 19, 1

[111] Krankenhaus-Kostendämpfungsgesetz § 19, 3

für den gesamten Bereich der sozialen Krankenversicherung - also einschließlich der Ersatzkassen - einen oder mehrere, paritätisch aus Vertretern der Kassen und Krankenhäuser zusammengesetzte *Prüfungsausschüsse* zu errichten. Wie bei den Prüfinstanzen in der kassenärztlichen Versorgung führt den Vorsitz jährlich wechselnd ein Vertreter der Kassen oder der Krankenhäuser, dessen Stimme bei Stimmengleichheit den Ausschlag gibt. Schließlich überläßt das Gesetz auch hier die Festsetzung des Prüfverfahrens grundsätzlich den direkt Beteiligten auf Landesebene. Die Reichsversicherungsordnung hält dazu aber ausdrücklich fest, daß die Überwachung der Krankenhauspflege *„im Einzelfall"* zu erfolgen hat[112]. Prüfungen auf der Grundlage von statistischen Vergleichen, wie sie in der kassenärztlichen Versorgung durchgeführt werden, dürften somit im voraus ausgeschlossen sein. Zum Zeitpunkt der Fertigstellung dieses Berichts waren die ersten entsprechenden Verhandlungen in den einzelnen Ländern noch zu wenig weit fortgeschritten, als daß hier bereits näher darauf eingegangen werden könnte.

Klare Unterschiede zu den Wirtschaftlichkeitsprüfungen in der ambulanten ärztlichen Versorgung bestehen aber hinsichtlich der vorgesehenen Maßnahmen im Falle festgestellter Unwirtschaftlichkeit. Nach dem Gesetz haben die Prüfungsausschüsse zur Überwachung der Wirtschaftlichkeit *„Feststellungen"* zu treffen. Zudem haben sie anläßlich der Einzelprüfungen *„Empfehlungen"* abzugeben, die von den Partnern der „Rahmenverträge" auf Landesebene *„zu beachten sind"*[113]. Hingegen haben die Prüfungsausschüsse keine Möglichkeit, Kürzungen der zu Lasten der Kassen verrechneten Krankenhauskosten vorzunehmen. Dies kann nur auf dem Wege der Sozialgerichtsbarkeit angestrebt werden. Das Verfahren vor den Prüfungsausschüssen gilt dazu als Vorverfahren[114].

Das „Krankenhaus-Kostendämpfungsgesetz" sieht weiter vor, daß die Bundesverbände der Krankenkassen, die Deutsche Krankenhausgesellschaft und die Kassenärztliche Bundesvereinigung gemeinsam *„Rahmenempfehlungen"* zum Inhalt der „Rahmenverträge" auf Landesebene über die allgemeinen Bedingungen der Krankenhauspflege abzugeben haben[115].

Besonders aufschlußreich ist schließlich jene neue Bestimmung der Reichsversicherungsordnung, wonach die Empfehlungen der „Konzertierten Aktion" die Vorschriften des „Krankenhausfinanzierungsgesetzes" über die Bemessung der Pflegesätze „entsprechend dem Grundsatz der Selbstkostendeckung unter Beachtung der jeweiligen Kosten- und Leistungsstruktur des Krankenhauses nicht berühren". Empfehlungen über eine Veränderung einzelner Krankenhauspflegesätze sind ausdrücklich „nicht zulässig"[116]. Die Betriebskosten der Krankenhäuser haben also nach wie vor in vollem Umfang über die Pflegesätze von den Kassen getragen zu werden.

---

[112] Reichsversicherungsordnung § 373, 2
[113] Reichsversicherungsordnung § 373, 2 und 3
[114] Vgl. Reichsversicherungsordnung §§ 372 und 373
[115] Vgl. Reichsversicherungsordnung § 372, 7
[116] Reichsversicherungsordnung § 405 a, 2

3.3 Der „Bayern-Vertrag" von 1979

3.3.1 Allgemeines

Am 3. September 1979 ist in Bayern zwischen den Landesverbänden der gesetzlichen Krankenkassen und der Kassenärztlichen Vereinigung ein neuer „Gesamtvertrag" mit Wirkung ab 1. Juli des gleichen Jahres abgeschlossen worden. In einer Anlage zum Vertrag haben die Vertragspartner eine ebenfalls neue *Honorarvereinbarung* getroffen, die seither allgemein als „Bayern-Vertrag" bezeichnet wird und in der gesundheitspolitischen Diskussion der Bundesrepublik eine heftige Kontroverse ausgelöst hat.

Durch die neue Honorarvereinbarung sind mittelbar rund 70% der bayerischen Bevölkerung betroffen.

3.3.2 Zielsetzung

Im Vertrag heißt es dazu:

„Ziel der Vertragspartner ist eine qualitativ hochwertige medizinische Versorgung, die den Versicherten den wissenschaftlichen und technischen Fortschritt zugute kommen läßt und unter dem Aspekt einer humanen Medizin das persönliche Vertrauensverhältnis zwischen Arzt und Patient in den Mittelpunkt des ärztlichen Wirkens stellt.

Die Vertragspartner sind bestrebt, die Kostenentwicklung im Gesundheitswesen in angemessenen, gesamtwirtschaftlich vertretbaren Grenzen zu halten.

Im Bewußtsein, daß sich diese Ziele nur im Rahmen der Selbstverwaltung und im partnerschaftlichen Zusammenwirken erreichen lassen, wird nachstehende Vereinbarung geschlossen.

...

Die Partner des Gesamtvertrags stimmen darin überein, daß die Kostenentwicklung für die gesundheitliche Betreuung unserer Bevölkerung im Rahmen der gesamtwirtschaftlichen Entwicklung gehalten werden muß, wenn sie langfristig finanzierbar bleiben soll. Dabei darf jedoch die Qualität der medizinischen Versorgung keinesfalls gemindert werden. Den Versicherten der gesetzlichen Krankenversicherung müssen, wenn dies erforderlich ist, die Erkenntnisse und Möglichkeiten der medizinischen Wissenschaft zur Verfügung stehen. Sie wirtschaftlich und rationell einzusetzen, ist das gemeinsame Anliegen."[117]

So weit ist also die Zielsetzung des „Bayern-Vertrags" mit jener der „Kostendämpfungsgesetze" auf Bundesebene identisch. Mit beiden Maßnahmen soll letztlich die Beitragssatzstabilität in der Krankenversicherung gewährleistet werden. In bezug auf den Weg, der zur Erreichung dieses Ziels beschritten wird, stellt der „Bayern-Vertrag" aber eine klare *gesundheits- und ordnungspolitische Alternative zur Bundeslösung* dar.

Der gesundheitspolitische Kerngedanke des Vertragswerks besteht nämlich in der Überzeugung, daß Kosteneinsparungen im Gesundheitswesen nur dann realisiert werden können, *wenn möglichst viele medizinische Leistungen ambulant erbracht werden.* Hauptansatzpunkt und gleichzeitig wichtigstes Subziel der bayeri-

[117] Anlage A zum Gesamtvertrag-Bayern Art. II

schen Honorarvereinbarung ist somit die Verlagerung der medizinischen Leistungserbringung vom stationären in den ambulanten Sektor. Dementsprechend haben die Vertragsparteien auch darauf verzichtet, für die ambulante ärztliche Versorgung irgendwelche Fallwert- oder Fallzahlenbeschränkungen vorzusehen. Ebenfalls unterließen sie es, Höchstbeträge für Arznei- und Heilmittel festzusetzen. Die Kassenärzte sollten auf keinen Fall durch solche Bestimmungen daran gehindert werden, sämtliche Möglichkeiten der ambulanten Behandlung auszuschöpfen.

Mit einem Erfolg des „Bayern-Vertrags“ sollte schließlich der ordnungspolitische Beweis erbracht werden, daß im Rahmen der Selbstverwaltung der Ärzte und Kassen auf dezentraler und vertraglicher Ebene ergriffene Maßnahmen besser geeignet sind, die Kostenprobleme im Gesundheitswesen zu lösen, als staatliche Eingriffe.

3.3.3 Ansatzpunkte

Gemäß dem „Bayern-Vertrag“ soll „durch gezielte Diagnostik und Therapie unter Ausschöpfung der den Kassenärzten gemeinsam zur Verfügung stehenden Möglichkeiten ... erreicht werden,

- daß weniger Krankenhauseinweisungen erforderlich werden; bei notwendiger Krankenhausbehandlung sollen durch Mitgabe aller erhobenen Befunde Doppeluntersuchungen vermieden und die Verweildauer reduziert werden;
- daß eine gezielte Arzneiverordnung erleichtert wird, wobei der Beachtung von Wirksamkeit, Preis und Menge der verordneten Arzneimittel erhebliche Bedeutung zukommt;
- daß die Verordnung von physikalischen Leistungen, z. B. Massagen und Bäder, eingeschränkt werden kann;
- und schließlich durch diese Maßnahmen die Gesundheit und die Arbeitsfähigkeit der Patienten auch im Hinblick auf ihre volkswirtschaftliche Bedeutung erhalten wird.“[118]

Im Unterschied zu den Kostendämpfungsmaßnahmen auf Bundesebene sieht die Honorarvereinbarung in Bayern aber auch eine *Obergrenze für die Steigerung der effektiven „Gesamtvergütung“ unter Einschluß der Mengenausweitung* vor. Dazu heißt es im Vertrag: „Die Partner des Gesamtvertrags erwarten, daß die Gesamtvergütung der bayerischen RVO-Krankenkassen (gesetzliche Krankenkassen, R. M.) je Mitglied ... im Landesdurchschnitt um nicht mehr als 6 Prozent zum Vorjahresquartal ansteigen wird“[119]. Den Angelpunkt der Kontroversen um den „Bayern-Vertrag“ stellt aber nicht diese Gesamthonorarbeschränkung dar. Im Brennpunkt der Diskussionen steht vielmehr jene Bestimmung, wonach eine Überschreitung der vereinbarten Steigerungsrate zu tolerieren ist, *wenn bei den Folgekosten kassenärztlicher Tätigkeit entsprechende Einsparungen erzielt werden*. Nur wenn letzteres nicht zutrifft, sind weiterreichende Maßnahmen zur Kostendämpfung zu ergreifen. Im einzelnen enthält die Honorarvereinbarung dazu die nachstehenden Ausführungen:

---

[118] Anlage A zum Gesamtvertrag-Bayern Art. II

[119] Anlage A zum Gesamtvertrag-Bayern Art. II

„Sollten die Leistungsanforderungen nach Rechnungslegung in einem Quartal diese Erwartungen (maximaler Kostenanstieg je Mitglied von 6 Prozent, R. M.) um mehr als 10 Prozent übersteigen, untersuchen die Vertragspartner gemeinsam, ob dieser Anstieg auf der Beachtung der vorbezeichneten Grundsätze beruht (weniger Krankenhauseinweisungen, gezielte Arzneiverordnung usw., R. M.), was einen Niederschlag in der Gesamttätigkeit der Kassenärzte für die Krankenversicherung finden müßte. Zu berücksichtigen ist dabei auch eine Zunahme der Zahl der Kassenärzte im Vertragszeitraum durch Besetzung von Stellen, die der Bedarfsplan als offene Kassenarztsitze ausweist, bzw. deren Anteil an der Gesamtvergütung; ferner ob neue Methoden der Diagnostik und Therapie sowie durch Epidemien verursachter Leistungsbedarf sich kostensteigernd auswirkten.

Lassen sich Überschreitungen durch vorgenannte Umstände nicht rechtfertigen, so werden die Partner des Gesamtvertrags ab dem nächstfolgenden Quartal Maßnahmen zur Kostendämpfung einführen. Wird darüber eine Einigung nicht erzielt, so bilden sie nach gesonderter Vereinbarung einen Einigungsausschuß, dessen Entscheidung verbindlich ist."[120]

3.3.4 Beurteilung der Wirksamkeit durch die Vertragsparteien

Der Landesverband der Ortskrankenkassen in Bayern hat - stellvertretend auch für die anderen Vertragsparteien - 1981 auf der Grundlage der Rechnungsergebnisse der Ortskrankenkassen für das Jahr 1980 erstmals den „Bayern-Vertrag" auf seine Wirksamkeit hin überprüft. Zielsetzung und Ausrichtung des Vertrags sind dabei besonders deutlich zum Ausdruck gekommen[121].

Die Kosten für *„kassenärztliche Vergütung"* waren gegenüber dem Vorjahr je Mitglied um 8,57% gestiegen. Nach Ansicht der Vertragsparteien war aber ein Teil dieses Kostenanstiegs auf Maßnahmen zurückzuführen, die für eine Bewertung nach dem „Bayern-Vertrag" außer Betracht zu bleiben hatten. Es handelte sich dabei im einzelnen um:

1. Erhöhung der Wegegelder, um zur Krankenhausentlastung die häusliche Besuchstätigkeit zu fördern (Anteil an Kostenerhöhung: 0,39%);
2. Neuregelung der belegärztlichen Vergütung (0,07%);
3. Einführung des „ambulanten Operierens" zur Krankenhausentlastung (0,03%);
4. Einführung von Schutzimpfungen und Rachitisprophylaxe für Kinder (0,05%);
5. Erhöhung der Preise für Röntgenfilme (0,21%);
6. Vergütungen an Ärzte, die sich im Jahre 1980 neu auf bedarfsplanmäßig zu besetzende Kassenarztsitze niedergelassen hatten (0,87%).

Somit ergab sich für die Bewertung nach dem „Bayern-Vertrag" eine Zuwachsrate von nur 6,95% anstatt 8,57%. Die im Vertrag vorgesehene maximale Steigerungsrate von 6,6% war aber dennoch überschritten worden. Deshalb haben die Vertragsparteien alle von der ärztlichen Tätigkeit oder Verordnung abhängigen Ausgabenbereiche einer näheren Prüfung unterzogen. Dabei sind sie zum Schluß gekommen, daß insbesondere die Entwicklung der Kosten für „Krankenhauspflege" und „Heil- und Hilfsmittel" die erhöhten Ausgaben für ärztliche Honorare „tolerierbar" machte und es dementsprechend auch keiner weiterreichenden Maßnahmen zur Kostendämpfung bedurfte[122].

---

120 Anlage A zum Gesamtvertrag-Bayern Art. II

121 Vgl. Sitzmann 1981, unveröffentlicht, S. 6f.

122 Sitzmann 1981, unveröffentlicht, S. 15

Obwohl 1980 in Bayern die nach Betten gewichteten Pflegesätze gegenüber dem Vorjahr um 10,4% erhöht wurden, betrug die Ausgabensteigerung der Ortskrankenkassen für *„Krankenhauspflege"* je Mitglied nach den damals vorliegenden Ergebnissen „nur" 7,01% (definitive Ergebnisse: 7,3%). Dies ergab sich aufgrund einer gleichzeitigen Abnahme der Berechnungstage um 3,56% je Mitglied. Vor allem diese Abnahme der Berechnungstage wurde von den Vertragspartnern als erster Erfolg des „Bayern-Vertrags" gewertet[123].

Die Zuwachsrate der Kosten für *„Heil- und Hilfsmittel"* belief sich 1980 im Vergleich zum Vorjahr auf 6,57%. Die Ausgaben für *„Arzneimittel"* hatten sich demgegenüber mit einer Steigerung von 9,6% bedeutend ungünstiger entwickelt.

In den Jahren 1981 und 1982 blieb die für die Bewertung nach dem „Bayern-Vertrag" maßgebende Zuwachsrate für die kassenärztliche Vergütung unter dem Limit von 6,6%[124].

3.3.5 Nachahmung des „Bayern-Vertrags"

Während die neue Honorarvereinbarung anfänglich in weiten Kreisen starker Kritik ausgesetzt war, scheint sie seit einiger Zeit eine immer größere Zustimmung zu finden. Von der Zielsetzung her sind mittlerweile auch in *Berlin, Hessen* und *Niedersachsen* ähnliche „Gesamtverträge" abgeschlossen worden, auch wenn dort auf die Festlegung einer Obergrenze für kassenärztliche Vergütung verzichtet wurde.

Das zentrale Postulat des „Bayern-Vertrags", der ambulanten medizinischen Versorgung gegenüber der Behandlung in Krankenhäusern absoluten Vorrang zu geben, ist teilweise sogar in die Empfehlungen der „Konzertierten Aktion" und Vereinbarungen zwischen den Bundesverbänden der Ärzte und Kassen eingeflossen[125].

3.4 Kritische Würdigung der in der Bundesrepublik ergriffenen Maßnahmen zur Kostendämpfung im Gesundheitswesen

3.4.1 Anmerkung zum Verzicht auf eine Kritik der Wirtschaftlichkeitsprüfungen in der kassenärztlichen Versorgung

Auf eine Kritik der Wirtschaftlichkeitsprüfungen in der kassenärztlichen Versorgung der Bundesrepublik wird aus folgenden Gründen verzichtet:

1. Das Prüfverfahren, das in der Bundesrepublik zur Anwendung gelangt, entspricht weitgehend demjenigen zur Überprüfung der Ärzte in der Schweiz. Insofern stellen die Prüfungen in Deutschland also nichts Neues dar.

---

[123] Vgl. Sitzmann 1981, unveröffentlicht, S. 11

[124] Für eine eingehendere Untersuchung der Kostenentwicklung bei den bayerischen Ortskrankenkassen seit dem Abschluß des „Bayern-Vertrags" vgl. 3.4.3

[125] Vgl. Sozialpolitische Informationen Nr. P 35/83, S. 15

2. Die Erfahrungen haben gezeigt, daß Vergleichsprüfungen, die sich auf Durchschnittswerte beziehen, kaum etwas zur Lösung der *aktuellen* Kostenprobleme in der Krankenversicherung beizutragen vermögen. Dies ist hauptsächlich darauf zurückzuführen, daß derartige Prüfverfahren stillschweigend von der Annahme ausgehen, das Gesamt- oder Teilsystem der Gesundheitsversorgung, welches die Prüfmaßstäbe bzw. die Durchschnittswerte determiniert, sei im ganzen betrachtet wirtschaftlich. Mit anderen Worten: Jeder Durchschnittswert wird a priori als wirtschaftlich betrachtet.
3. Zur Kosten- und Leistungskontrolle durch die schweizerischen Sozialversicherer liegt schließlich bereits eine kritische Arbeit von Hauser vor, die sehr ausführlich auf dieses Thema eingeht[126].

3.4.2 Die „Kostendämpfungsgesetze" von 1977 und 1981/82

3.4.2.1 Ordnungspolitische Einwände

Die gesetzgeberischen Maßnahmen auf Bundesebene sind in aller Regel schon allein deshalb einer heftigen Kritik ausgesetzt, weil sie einen - je nach politischem Standpunkt mehr oder weniger erwünschten - zentralstaatlichen Eingriff in die Selbstverwaltung der Kassen und Ärzte darstellen. Auf diese grundsätzliche Streitfrage wird hier nicht eingegangen, obwohl ihrer Diskussion u. U. vorrangige Bedeutung zukäme. Im folgenden sollen lediglich das vorgesehene Instrumentarium im Hinblick auf die beabsichtigte Kostendämpfung und, soweit möglich, die entsprechenden Erfolge einer kurzen Analyse unterzogen werden.

3.4.2.2 Weitgehende Ausklammerung des stationären Sektors von den Kostendämpfungsmaßnahmen

Mit dem Inkrafttreten des „Krankenhaus-Kostendämpfungsgesetzes" im Jahre 1982 ist zwar auch der stationäre Sektor - zumindest in formaler Weise - stärker als bisher in die Bestrebungen zur Kostendämpfung im Gesundheitswesen einbezogen worden. Ob die im Gesetz vorgesehenen Maßnahmen jedoch geeignet sind, die erwünschten Einsparungen zu erwirken, muß ernsthaft bezweifelt werden. Für die Kostenentwicklung im Krankenhausbereich ist nämlich nach wie vor entscheidend, daß „sparsam wirtschaftende, leistungsfähige und bedarfsgerechte" Krankenhäuser aufgrund des „Krankenhaus-Finanzierungsgesetzes" von 1972 einen Anspruch darauf haben, die Betriebskosten in vollem Umfang über die Pflegesätze auf die Krankenhausbenutzer bzw. deren Krankenversicherungen abzuwälzen[127].

Die Ausklammerung des stationären Sektors von den Maßnahmen zur Kostendämpfung wirkt sich in 2facher Hinsicht besonders nachteilig aus. Erstens entfallen rund 30% der Leistungsausgaben der Krankenkassen auf die Krankenhausbehand-

[126] Hauser 1982
[127] Vgl. Krankenhausgesetz § 4, 1 sowie 2.2.3

lung. Das entspricht mehr als der Hälfte der im ambulanten Bereich anfallenden Kosten (vgl. Tabelle 17). Zweitens ist nicht auszuschließen, daß durch Anstrengungen zur Kostendämpfung im ambulanten Sektor eine Verlagerung der Leistungsvornahme in den weniger stark kontrollierten Krankenhausbereich ausgelöst werden kann. In diesem Fall besteht die Gefahr, daß etwaige Einsparungen im ambulanten durch Kostensteigerungen im stationären Sektor ausgeglichen werden.

Die „Konzertierte Aktion im Gesundheitswesen" hat dieses Problem erkannt und in ihrer Sitzung vom 23. März 1983 im Rahmen der Empfehlungen zum Krankenhausbereich den Gesetzgeber aufgefordert, die Änderung des „Krankenhaus-Finanzierungsgesetzes" von 1972 als „dringliche Aufgabe in der Krankenversicherung unverzüglich in Angriff zu nehmen"[128].

Tabelle 17. Leistungsausgaben der Kassen nach Leistungsbereichen je Mitglied im Jahre 1982[129]

		in DM	in %
Ambulante Behandlung		1362,40	52,7
davon: - Vergütung an Ärzte	472,30 DM		
- Arzneimittel	384,60 DM		
- Heil- und Hilfsmittel	140,90 DM		
- Vergütung an Zahnärzte	169,50 DM		
- Zahnersatz	195,10 DM		
Krankenhausbehandlung		826,30	31,9
Barleistungen (ohne Mutterschaftsgeld)		164,60	6,4
Mutterschaftshilfe (inkl. Mutterschaftsgeld)		85,70	3,3
Vorbeugung und Früherkennung		30,90	1,2
Übrige Leistungen		117,40	4,5
Leistungen insgesamt		2587,30	100,0

3.4.2.3 Mangelhafte Steuerungswirkung der Empfehlungen der „Konzertierten Aktion" und der Bundesverbände der gesetzlichen Kassen

Von den Empfehlungen der „Konzertierten Aktion" und der Bundesverbände der gesetzlichen Kassen kann so lange kein nennenswerter gestaltender Einfluß auf die gesundheitspolitisch relevanten Entscheidungen ausgehen, als diese Empfehlungen für die betreffenden Entscheidungsträger nicht unmittelbar verbindlich sind. Dies gilt ganz unabhängig davon, ob die Empfehlungen konkrete Vorgaben oder nur vage formulierte Zielsetzungen und Erwartungen enthalten. Im Gegensatz zur Absicht des Gesetzgebers, durch zeitlich vorgelagerte und globale Verhandlungen in der „Konzertierten Aktion" Kassen und Ärzte im Hinblick auf die Abschlüsse der

128 Sozialpolitische Informationen Nr. P 35/83, S. 20

129 Quelle: Bundesverband der Ortskrankenkassen, Statistische Informationen, Reihe 2: Finanzen, Nr. 11/83, S. 4

Gesamtverträge zu beeinflussen, scheint zudem in der Praxis ein vorausgehender Konsens in separaten Sitzungen zwischen den Bundesverbänden der Ärzte und Kassen überhaupt erst die Voraussetzung für eine Empfehlung seitens der „Konzertierten Aktion" darzustellen. Auf jeden Fall sind seit 1979 stets Empfehlungen abgegeben worden, die sich an bereits zwischen den Ärzten und Kassen getroffenen Vereinbarungen orientierten und nicht umgekehrt. Die Bundesregierung hat denn auch in ihrem Bericht über die Erfahrungen mit den Kostendämpfungsmaßnahmen festgestellt, daß die notwendige Verständigung der unmittelbar an der „Konzertierten Aktion" Beteiligten dazu führen kann, „daß wesentliche Fragen bereits im Vorfeld einer Sitzung ... ausgeklammert oder intern geklärt und damit einer breiteren Diskussion entzogen werden"[130]. Auf diese Art und Weise werden selbstverständlich die Bestrebungen einer Zielkoordination und Interessenabwägung auf höchster Ebene unterlaufen.

3.4.2.4 Verzicht auf Einbezug der Mengenkomponente in die Honorarvereinbarungen

Wie bereits dargelegt, sehen die Honorarvereinbarungen zwischen den Ärzten und Kassen weitgehend keine Beschränkung der Mengenausweitung in der kassenärztlichen Versorgung vor. Dadurch bleibt aber eine der wichtigsten Kostenkomponenten von den Maßnahmen zur Ausgabendämpfung unberührt. Dies ist insbesondere aus folgenden Gründen problematisch:

1. Mit steigender durchschnittlicher Lebenserwartung und Zunehmender Verschlechterung der Altersstruktur in der Krankenversicherung erhöht sich auch der Bedarf an ärztlicher Betreuung und Behandlung. Man könnte diese Entwicklung als *„altersbedingte Erhöhung der Primärnachfrage"* bezeichnen, wobei unter „Primärnachfrage" jene Nachfrage nach medizinischen Leistungen verstanden wird, die unmittelbar aus subjektiven Empfindungen der Patienten resultiert (z. B. Erstkonsultation eines Arztes).
2. Vieles spricht dafür, daß der Umfang der gesamten „Primärnachfrage" sehr stark vom entsprechenden Angebot, d. h. im wesentlichen von der Ärztedichte, determiniert wird. Eine zunehmende Ärztedichte hat demzufolge eine entsprechende Nachfragesteigerung oder *„angebotsbedingte Erhöhung der Primärnachfrage"* zur Folge.
3. Den einzelnen Ärzten steht ein erheblicher Spielraum zur Verfügung, um Art und Umfang der „Sekundärnachfrage" festzulegen. Unter „Sekundärnachfrage" wird dabei jene Nachfrage nach medizinischen Leistungen verstanden, die auf diagnostische und therapeutische Entscheide der Ärzte zurückzuführen ist (z. B. Röntgenbilder, Bestellung von Patienten zu Kontrolluntersuchungen, Verordnung von Arzneimitteln). Bis zu einem gewissen Grade können die Ärzte also verhältnismäßig leicht preisbedingte finanzielle Einbußen mit einer Leistungsausweitung kompensieren. Dies gilt insbesondere bei nicht voll ausgelasteten Praxiskapazitäten. In diesem Fall könnte man von *„kapazitätsabhängiger Erhöhung der Sekundärnachfrage"* sprechen.

---

[130] Bericht der Bundesregierung ... 1982, S. 6

Auch eine *Fallwertbeschränkung*, wie sie in der Regel zwischen den Ärzten und den gesetzlichen Kassen vereinbart wurde, ist kaum geeignet, die Mengenentwicklung unter Kontrolle zu halten. Unter Umständen kann sie zwar dazu führen, daß der durchschnittliche Fallwert im Laufe der Zeit real abnimmt. Dies trifft dann zu, wenn die vereinbarte Fallwerterhöhung unter der allgemeinen Teuerungsrate bzw. unter der Vergütungssatzerhöhung liegt. Ein Ansteigen der Fallzah-

Tabelle 18. Kassenärztliche Vergütung; Kosten je Mitglied, Vergütungssatz und Restkomponente, Indizes[131]

Allgemeine Ortskrankenkassen

	Kosten je Mitglied	Vergütungssatz	Restkomponente bzw. Mengenausweitung
1977	100,0	100,0	100,0
1978	104,8	102,5	102,2
1979	110,8	106,1	104,4
1980	118,1	107,7	109,7
1981	125,6	112,0	112,1
1982	129,0	112,0	115,2

Angestellten-Ersatzkassen

	Kosten je Mitglied	Vergütungssatz	Restkomponente bzw. Mengenausweitung
1977	100,0	100,0	100,0
1978	101,6	100,0	101,6
1979	107,0	104,0	102,9
1980	115,6	108,7	106,3
1981	122,8	113,6	108,1
1982	124,2	113,6	109,3

Arbeiter-Ersatzkassen

	Kosten je Mitglied	Vergütungssatz	Restkomponente bzw. Mengenausweitung
1977	100,0	100,0	100,0
1978	104,3	100,0	104,3
1979	109,1	104,0	104,9
1980	117,2	108,7	107,8
1981	123,3	113,6	108,5
1982	126,3	113,6	111,2

$$(\text{Index Restkomponente}) = \frac{(\text{Index Kosten je Mitglied}) \times 100}{(\text{Index Vergütungssatz})}$$

[131] Quellen: Bundesverband der Ortskrankenkassen, Statistische Informationen, Reihe 2: Finanzen, Nr. 9/79, S. 6, Nr. 10/80, S. 6, Nr. 12/81, S. 6, Nr. 11/82, S. 6 und Nr. 11/83, S. 6; Sozialpolitische Informationen Nr. S 8/80, S. 10f.; eigene Erhebungen beim Angestellten-Ersatzkassen-Verband, Siegburg, und Bundesverband der Ortskrankenkassen, Bonn

len ist aber weiterhin möglich. Bedenkt man, daß gerade von einer zunehmenden Ärztedichte eine besonders expansive Wirkung auf die Fallzahlenentwicklung ausgeht, wird man kaum bestreiten, daß die Begrenzung des durchschnittlichen Fallwertes nicht mehr als einen nur marginalen Beitrag zur Kostendämpfung leisten kann.

Aus den in Tabelle 18 miteinander verglichenen Indexreihen geht denn auch klar hervor, daß etwa die Hälfte der seit 1977 eingetretenen Ausgabensteigerungen auf eine entsprechende Mengenausweitung zurückzuführen sein dürfte, obwohl nicht auszuschließen ist, daß im untersuchten Zeitraum auch eine kostensteigernde Veränderung in der Leistungsstruktur stattgefunden haben könnte. (Zur Zunahme der erbrachten ärztlichen Leistungen je Mitglied bei den Ortskrankenkassen seit dem Inkrafttreten des „Bayern-Vertrags" vgl. Tabelle 41).

Zur Tabelle 18 sind folgende Anmerkungen zu machen: Die Indexreihe, welche über die relative Erhöhung des Vergütungssatzes bei den Allgemeinen Ortskrankenkassen Aufschluß gibt, beruht auf den von der „Konzertierten Aktion" und den Bundesverbänden der Ärzte und Kassen abgegebenen Empfehlungen zur Veränderung der Gesamtvergütungen. Wenn diese Empfehlungen von den Vertragsparteien auf Landesebene auch meistens berücksichtigt werden, so kann doch nicht davon ausgegangen werden, daß die Indexreihe die tatsächlichen Verhältnisse genau widerspiegelt. Demgegenüber beruhen die entsprechenden Werte für die Ersatzkassen auf den effektiven Vertragsabschlüssen und verfügen somit über eine erhöhte Aussagekraft. Die Indizes für die Restkomponenten, welche die Mengenausweitung zum Ausdruck bringen, sind *Resultanten* der andern beiden Indizes (vgl. Tabelle 18, Berechnungsformel).

3.4.2.5 Wirkungsloser Sanktionsmechanismus bei Überschreitung der „Höchstbeträge für Arznei- und Heilmittel" bzw. der Fallwertbeschränkungen

Im Gegensatz zur Veränderung der „Gesamtvergütungen" ist die rechtliche Lage in bezug auf die „Höchstbeträge für Arznei- und Heilmittel" bedeutend klarer. Ärzte und Kassen sind erstens zur Festlegung quantitativ genau umschriebener „Höchstbeträge" und zweitens zur Ergreifung bestimmter Prüf- und Sanktionsmaßnahmen im Falle einer Überschreitung derselben verpflichtet. Entscheidend ist jedoch, daß im Falle einer Überschreitung der „Höchstbeträge" nach zusätzlichen und gezielten *Einzelprüfungen* der Verordnungsweise der Ärzte sowie spezifischen Beratungen und Ermahnungen ein Ausgleich nur auf dem Wege des *Einzelregresses* erfolgen kann. Die Kriterien, wonach auf diese Art Rückgriffe auf einzelne Ärzte vorgenommen werden können, sind die gleichen wie bei einer „gewöhnlichen" Überprüfung der wirtschaftlichen Verordnungsweise. Von daher gesehen können die „Höchstbeträge" bestenfalls zur Folge haben, daß die „gewöhnlichen" Wirtschaftlichkeitsprüfungen verschärft werden. Die Bundesverbände der Ärzte und Kassen haben sich denn auch dahingehend verständigt, daß den „Höchstbeträgen" in erster Linie *Informationswert* zukommen soll. Demzufolge sind die Ärzte im Rahmen einer sog. *„Frühwarnung"* rechtzeitig zu informieren, wenn sich eine Überschreitung der vereinbarten Obergrenze abzeichnet. Ob durch eine solche globale und kollektive Information aber die gewünschte individuelle Verhaltensänderung bewirkt werden kann, ist zumindest fraglich. Der einzelne Arzt wird sich nämlich in erster Linie nach wie vor am Verfahren zur Überwachung der Wirtschaftlichkeit orientieren.

Was an dieser Stelle zur mangelhaften Wirksamkeit des Sanktionsmechanismus im Falle einer Überschreitung der „Höchstbeträge für Arznei- und Heilmittel" gesagt wurde, gilt im wesentlichen auch für die auf vertraglichen Vereinbarungen beruhenden *Beschränkungen der Fallwerte.*

3.4.2.6 Auswirkungen der Kostenbeteiligung auf die Gesamtausgaben für medizinische Leistungen

Mit dem „Kostendämpfungs-Ergänzungsgesetz" von 1981/82 ist die Kostenbeteiligung der Patienten in den Leistungsbereichen „Arznei-, Heil- und Hilfsmittel" sowie „Zahnersatz" erhöht worden. Die Kostenbeteiligung stellt im Bestreben um eine Stabilisierung der Ausgabenentwicklung im Gesundheitswesen und insbesondere in der Krankenversicherung ein vieldiskutiertes und i. allg. beliebtes Instrument dar. Über die Auswirkungen der Kostenbeteiligung auf die Gesamtausgaben für medizinische Leistungen liegen dementsprechend zahlreiche empirische Untersuchungen und theoretische Abhandlungen vor[132]. Einige davon befassen sich besonders eingehend mit Kostenbeteiligungsmaßnahmen im Arzneitmittel- und Zahnpflegebereich[133]. In all diesen Untersuchungen ist übereinstimmend festgestellt worden, daß eine Erhöhung der Selbstbeteiligung nicht nur eine *Verlagerung der Kosten* von den Versicherten zu den Patienten, sondern in der Regel auch einen *Rückgang der Gesamtnachfrage* nach den entsprechenden Gesundheitsleistungen bewirkt. Ob dies - und gegebenenfalls in welchem Ausmaß - auch für die mit dem „Kostendämpfungs-Ergänzungsgesetz" erhöhte Kostenbeteiligung gilt, kann mangels ausreichender Vergleichsdaten (noch) nicht mit Sicherheit gesagt werden. Die Ergebnisse der erwähnten Untersuchungen lassen diesbezüglich dennoch einige Vermutungen zu. Es hat sich nämlich herausgestellt, daß eine Erhöhung der Kostenbeteiligung erstens auf die „Sekundärnachfrage" einen geringeren Einfluß hat als auf die „Primärnachfrage"[134] und zweitens bei den Arzneimitteln - relativ betrachtet - vor allem zu einem Rückgang der Verordnungen von Präparaten mit vorbeugender Wirkung und Medikamenten, die in der Regel nur bei kleineren gesundheitlichen Störungen verschrieben werden, führt[135]. Berücksichtigt man, daß die letztgenannten Arzneimittel in der Bundesrepublik in einer sog. „Negativliste" zusammengefaßt und von der Leistungspflicht der Kassen ausgeschlossen werden sollen, dürften also von der erhöhten Kostenbeteiligung im Arznei-, Heil- und Hilfsmittelbereich keine nennenswerten zusätzlichen Auswirkungen auf die entsprechende Gesamtnachfrage ausgehen. Der Entlastung der Krankenkassen stünde somit in annähernd gleichem Ausmaß ein *Mehraufwand der Patienten* gegenüber.

---

132 Vgl. Newhouse 1978 und Van de Ven 1983

133 Vgl. Brian u. Gibbens 1974, Manning u. Phelps 1979, Smith u. Garner 1974 und Van de Ven u. van der Gaag 1982

134 Zur Definition von „Primär-" und „Sekundärnachfrage" vgl. 3.4.2.4

135 Vgl. Brian u. Gibbens 1974

Andrerseits haben die Untersuchungsergebnisse gezeigt, daß die Nachfrageeffekte der Kostenbeteiligung um so größer sind, als der Patient in die ärztlichen Entscheidungen miteinbezogen wird und die Notwendigkeit der medizinischen Maßnahme gering ist. Eine Erhöhung der Kostenbeteiligung für Zahnersatzleistungen dürfte demzufolge tatsächlich auch eine entsprechende Abnahme der Nachfrage bewirken. Ob sich dies mit den maßgebenden gesundheitspolitischen Vorstellungen vereinbaren läßt, ist eine andere Frage.

In diesem Zusammenhang ist auf alle Fälle folgendes zu beachten:

1. Der finanziellen Entlastung der Krankenkassen, die aufgrund der erhöhten Kostenbeteiligung seit dem 1. Januar 1982 eingetreten ist, steht ein Mehraufwand der Patienten gegenüber, der insbesondere im Bereich der Zahnersatzleistungen nur sehr ungenau abgeschätzt werden kann.
2. Die im Jahre 1982 äußerst günstigen und z. T. sogar negativen Veränderungsraten der Kassenaufwendungen in den Leistungsbereichen „Arznei-, Heil- und Hilfsmittel" sowie „Zahnersatz" gegenüber 1981 haben einmaligen Charakter. Eine Erhöhung der Kostenbeteiligung bewirkt nämlich keine Trendwende, sondern in aller Regel nur eine einmalige Senkung der Entwicklung der Krankenversicherungskosten auf ein niedrigeres Niveau (vgl. Tabelle 20).

3.4.2.7 Die Entwicklung der Leistungsausgaben in der sozialen Krankenversicherung und einiger relevanter gesamtwirtschaftlicher Größen seit dem Inkrafttreten des „Krankenversicherungs-Kostendämpfungsgesetzes" im Jahre 1977

3.4.2.7.1 Tabellen

Tabelle 19. Leistungsausgaben der Kassen je Mitglied (inkl. Rentner), Grundlohn je Mitglied (exkl. Rentner) und Bruttosozialprodukt pro Kopf seit 1977, absolute Werte in DM[136]

	1977	1978	1979	1980	1981	1982
Ärztliche Vergütung	368	384	405	434	462	472
Arzneimittel	290	310	326	355	382	385
Heil- und Hilfsmittel	98	112	125	138	148	141
Zahnärztliche Vergütung	136	144	150	156	166	170
Zahnersatz	159	167	186	208	227	195
Stationäre Behandlung	603	636	667	719	765	826
Barleistungen	145	154	170	188	180	165
Übriges	165	172	194	230	252	233
Leistungen insgesamt	1964	2079	2223	2428	2582	2587
Grundlohn[137]	20919	21965	23325	24580	25808	26945
Bruttosozialprodukt p.c.	19484	21035	22740	24132	25014	25921

[136] Quellen: Bundesarbeitsblatt Nr. 11/83, S. 89; Bundesverband der Ortskrankenkassen, Statistische Informationen, Reihe 2: Finanzen, Nr. 9/79, S. 4f., Nr. 12/81, S. 4f. und Nr. 11/83, S. 4f.

[137] Zur Definition des Grundlohns: Der Grundlohn entspricht dem für die Beitragsfestsetzung maßgebenden Arbeitseinkommen eines Versicherten. Einkommensteile, welche die Beitragsbemessungsgrenze übersteigen, gehören also nicht zum Grundlohn

Tabelle 20. Leistungsausgaben der Kassen je Mitglied (inkl. Rentner), Grundlohn je Mitglied (exkl. Rentner), Bruttosozialprodukt pro Kopf und Teuerung seit 1977, prozentuale Veränderungsraten gegenüber den Vorjahreswerten[138]

	1978	1979	1980	1981	1982
Ärztliche Vergütung	4,2	5,6	7,0	6,5	2,3
Arzneimittel	6,7	5,4	8,8	7,5	0,7
Heil- und Hilfsmittel	13,5	11,8	10,3	7,1	−4,6
Zahnärztliche Vergütung	6,4	3,7	4,0	6,7	2,0
Zahnersatz	5,1	11,0	11,8	9,4	−14,1
Stationäre Behandlung	5,4	4,9	7,8	6,4	8,0
Barleistungen	6,7	10,5	10,2	−4,1	−8,7
Übriges	4,2	12,8	18,6	9,6	−7,5
Leistungen insgesamt	5,8	6,9	9,3	6,3	0,2
Grundlohn[139]	5,0	6,2	5,4	5,0	4,4
Bruttosozialprodukt p. c.	8,0	8,1	6,1	3,7	3,6
Verbraucherpreise	2,7	4,2	5,5	6,0	5,3

Tabelle 21. Leistungsausgaben der Kassen je Mitglied (inkl. Rentner), Grundlohn je Mitglied (exkl. Rentner), Bruttosozialprodukt pro Kopf und Teuerung seit 1977, Indizes[140]

	1977	1978	1979	1980	1981	1982
Ärztliche Vergütung	100	104,2	110,1	117,8	125,4	128,2
Arzneimittel	100	106,7	112,4	122,3	131,4	132,4
Heil- und Hilfsmittel	100	113,5	127,0	140,0	150,0	143,0
Zahnärztliche Vergütung	100	106,4	110,3	114,7	122,4	124,8
Zahnersatz	100	105,1	116,6	130,4	142,6	122,5
Stationäre Behandlung	100	105,4	110,6	119,2	126,8	136,9
Barleistungen	100	106,7	117,8	129,9	124,6	113,7
Übriges	100	104,2	117,6	139,4	152,7	141,2
Leistungen insgesamt	100	105,8	113,2	123,6	131,5	131,7
Grundlohn[141]	100	105,0	111,5	117,5	123,4	128,8
Bruttosozialprodukt p. c.	100	108,0	116,7	123,9	128,4	133,0
Verbraucherpreise	100	102,7	107,0	112,9	119,7	126,0

[138] Quellen: s. FN 136; Bundesarbeitsblatt Nr. 9/83, S. 136; Wirtsch Stat 1982, 1/60
[139] Siehe FN 137
[140] Quellen: s. FN 136; Bundesarbeitsblatt Nr. 9/83, S. 136; Wirtsch Stat 1982, 1/60
[141] Siehe FN 137

Tabelle 22. Leistungsausgaben der Kassen je Mitglied (inkl. Rentner) für ärztliche Vergütung, Arzneimittel und zahnärztliche Vergütung insgesamt sowie für stationäre Behandlung und Grundlohn je Mitglied (exkl. Rentner) seit 1977, Indizes[142]

	1977	1978	1979	1980	1981	1982
Ausgaben der Kassen insgesamt in den Bereichen: ärztliche Vergütung, Arzneimittel und zahnärztliche Vergütung	100	105,5	111,0	118,9	127,1	129,2
Stationäre Behandlung	100	105,4	110,6	119,2	126,8	136,9
Grundlohn[143]	100	105,0	111,5	117,5	123,4	128,8

Tabelle 23. Leistungsausgaben der Kassen je Mitglied (inkl. Rentner) für ambulante und stationäre Behandlung sowie Grundlohn je Mitglied (exkl. Rentner) seit 1977, Indizes[144]

	1977	1978	1979	1980	1981	1982
Ausgaben der Kassen insgesamt in den Bereichen: ärztliche Vergütung, Arzneimittel, Heil- und Hilfsmittel, zahnärztliche Vergütung und Zahnersatz	100	106,2	113,3	122,6	131,6	129,5
Stationäre Behandlung	100	105,4	110,6	119,2	126,8	136,9
Grundlohn[145]	100	105,0	111,5	117,5	123,4	128,8

3.4.2.7.2 Kommentar

1. Mit Ausnahme des Jahres 1982 sind die *Leistungsausgaben der Kassen insgesamt* stets stärker angewachsen als die Einkommen der Versicherten (vgl. Tabellen 20 und 21).
2. Bis zum Inkrafttreten des „Kostendämpfungs-Ergänzungsgesetzes" am 1. Januar 1982 besteht in bezug auf die Kostensteigerung *kein nennenwerter Unterschied zwischen den Leistungsbereichen, die zu den eigentlichen Ansatzpunkten des „Krankenversicherungs-Kostendämpfungsgesetzes" von 1977 zu rechnen sind, und dem von den entsprechenden Maßnahmen weitgehend unberührten stationären Sektor* (vgl. Tabelle 22).
3. Bis zum Inkrafttreten des „Kostendämpfungs-Ergänzungsgesetzes" am 1. Januar 1982 sind die Kassenaufwendungen für *ambulante Behandlung* deutlich stärker angestiegen als jene für Krankenhauspflege (vgl. Tabelle 23).
4. Die Kosten für *ärztliche Vergütungen* sind in den Jahren 1978 und 1979 weniger

[142] Quellen: s. FN 136
[143] Siehe FN 137
[144] Quellen: s. FN 136
[145] Siehe FN 137

stark angestiegen als der durchschnittliche Grundlohn. Dieser Umstand wurde vielfach als Erfolg der Kostendämpfungsmaßnahmen gewertet. In den beiden folgenden Jahren hat sich diese Entwicklung aber nicht bestätigt. Schließlich ist das günstige Ergebnis für 1982 weitgehend darauf zurückzuführen, daß - in Übereinstimmung mit den entsprechenden Vereinbarungen der Bundesverbände der Ärzte und Kassen - für diesen Zeitraum fast ausnahmslos auf eine Anhebung der Vergütungssätze verzichtet wurde. Ob in Zukunft weiterhin mit solchen Zugeständnissen der Ärzteschaft gerechnet werden kann, ist ungewiß. Der neue Bundesminister für Arbeit und Sozialordnung, Norbert Blüm, hat in diesem Zusammenhang an der Sitzung der „Konzertierten Aktion" im März 1983 denn auch ausdrücklich von einer „Atempause" gesprochen[146] (vgl. Tabellen 15 und 20).

5. Trotz „Höchstbetrag" sind gerade auch die *Arzneimittelkosten* bis zum Inkrafttreten des „Kostendämpfungs-Ergänzungsgesetzes" am 1. Januar 1982 stark angestiegen. Die sehr niedrige Steigerungsrate im Jahre 1982 erklärt sich einerseits aus der bereits erwähnten Erhöhung der Kostenbeteiligung, ohne welche die Ausgaben der Kassen für Arzneimittel um schätzungsweise 3,5% höher ausgefallen wären[147]. Andrerseits hat eine im Jahre 1982 sehr zurückhaltende Preispolitik der Pharmaindustrie ebenfalls zu dieser Kostenbeschränkung beigetragen. Der von den Kassen berechnete „Arzneimittelindex" weist nämlich für 1982 im Jahresdurchschnitt eine Preissteigerungsrate von nur 2,3% gegenüber dem Vorjahr aus (1980: 5,2% und 1981: 5,0%). 1983 sind die erfaßten Preise aber bereits im 1. Quartal wieder um 2,0% angestiegen und lagen im März um 5,9% höher als vor Jahresfrist (vgl. Tabellen 20 und 25).
6. Obwohl die jährlichen Ausgabensteigerungen seit 1978 ständig abgenommen haben und für das Jahr 1982 sogar eine negative Veränderungsrate von 4,6% zu verzeichnen ist, stellt der Leistungsbereich *Heil- und Hilfsmittel* einen der kostenexpansivsten Sektoren der Krankenversicherung dar (vgl. Tabellen 20 und 21). Worin diese besondere Entwicklung im einzelnen begründet liegt, konnte im Rahmen der vorliegenden Arbeit nicht abgeklärt werden. An dieser Stelle sei lediglich darauf verwiesen, daß unter dem Begriff „Heil- und Hilfsmittel" eine Vielzahl von Sach- und Dienstleistungen verstanden werden, die sich von der Art der Produkte und den Angebots- und Nachfragestrukturen her z.T. stark unterscheiden. Zu den wichtigsten „Heilmitteln" zählen: krankengymnastische Behandlung, medizinische Bäder, Bestrahlungen und Massagen. Die bedeutendsten „Hilfsmittel" sind: Brillen, Hörgeräte, Prothesen, Stützapparate und Rollstühle.

   Ein wesentlicher Grund für die Ausgabenminderung im Jahre 1982 dürfte auf jeden Fall in der Erhöhung der Kostenbeteiligung der Patienten für jedes verordnete Heilmittel von 1,- DM auf 4,- DM und in der Einführung einer solchen von 4,- DM bei der Abgabe von Brillen liegen.

---

[146] Sozialpolitische Informationen Nr. P 35/83, S. 5

[147] Der Bundesarbeitsminister hat anläßlich der Sitzung der „Konzertierten Aktion" im März 1983 die jährliche Entlastung der Krankenkassen durch die Kostenbeteiligung im Arzneimittelbereich auf rund 1,4 Mrd. DM beziffert. Der Erhöhung der Selbstbeteiligung von 1,- DM auf 1,50 DM entspricht somit ein Betrag von insgesamt 466,7 Mio. DM oder 13,- DM je Kassenmitglied. Vgl. Sozialpolitische Informationen P 35/83, S. 6

7. Die Kassenaufwendungen für *zahnärztliche Vergütungen* sind insgesamt weniger stark angestiegen als die Einkommen der Versicherten (vgl. Tabelle 21). Diese Tatsache könnte zur Annahme verleiten, daß zumindest in diesem Teilbereich der Krankenversicherung die Kostendämpfungsmaßnahmen den gewünschten Erfolg erzielt hätten. Die Kostensteigerung für zahnärztliche Vergütungen darf jedoch nicht isoliert von jener für *Zahnersatz* betrachtet werden. Rund die Hälfte der Kassenaufwendungen für Zahnersatz entfallen nämlich auf eigentliche zahnärztliche Leistungen, die im Zusammenhang damit erforderlich sind. An der restlichen Hälfte des Kassenumsatzes für Zahnersatz sind die Zahnärzte insofern ebenfalls beteiligt, als ungefähr ein Drittel von ihnen über eigene Labore zur Herstellung der zahntechnischen Ersatzstücke verfügt.

   Faßt man nun beide Leistungsbereiche zusammen, so beträgt die Kostensteigerung bis zum Inkrafttreten des „Kostendämpfungs-Ergänzungsgesetzes" am 1. Januar 1982 33,3% (Index 1981: 133,3). Diese Zuwachsrate liegt deutlich über jener der Grundlohnentwicklung.

   Im Jahre 1982 sind die Ausgaben der Kassen für Zahnersatz allein um 14,1% gesunken (vgl. Tabelle 20). Berücksichtigt man, daß die Kassen seit dem 1. Januar 1982 von Gesetzes wegen nur noch höchstens 60 und nicht mehr 80% der entsprechenden Kosten übernehmen dürfen, wird eine Ausgabenminderung auch in diesem Ausmaße unmittelbar verständlich.
8. Während die Entwicklung der Ausgaben für *Krankenhauspflege* in den Jahren 1978-1981 im Vergleich zu den übrigen Leistungsbereichen verhältnismäßig günstig dasteht, hebt sich die Steigerungsrate der Kosten für stationäre Behandlung im Jahre 1982 deutlich von allen übrigen ab. Besonders problematisch erscheint dabei der Umstand, daß es sich um die höchste in den letzten 5 Jahren registrierte Zuwachsrate handelt und diese in einem krassen Mißverhältnis zur Grundlohnentwicklung im entsprechenden Jahr steht (vgl. Tabellen 20 und 21).
9. Die *Barleistungen* der Kassen, d. h. die Krankengeldleistungen für Lohnausfall, haben seit 1981 deutlich abgenommen. Dazu hat sicher einmal unmittelbar die rezessive Wirtschaftsentwicklung beigetragen, kann man doch in der Regel feststellen, daß die Krankheitshäufigkeit der Arbeitnehmer in wirtschaftlich ungünstigen Zeiten zurückgeht. Von weitaus größerer Bedeutung ist diesbezüglich aber die *Änderung des Arbeitsförderungsgesetzes* (AFG) mit Wirkung vom 1. Januar 1981 gewesen. Seither wird nämlich den Arbeitslosen das Krankengeld von der Bundesanstalt für Arbeit und nicht mehr von den Krankenkassen ausbezahlt. Diese Gesetzesänderung führt selbstverständlich gerade in einer Phase wirtschaftlicher Rezession zu spürbaren Entlastungen der Kassen im Bereich der Barleistungen (vgl. Tabelle 20).
10. Die große Kostensteigerung in den unter *„Übriges"* zusammengefaßten Leistungsbereichen in den Jahren 1979 und 1980 ist im wesentlichen auf eine Ausdehnung der Mutterschaftshilfen zurückzuführen. Seit dem 1. Juli 1979 haben die Mütter nämlich Anspruch auf ein sog. „Mutterschaftsurlaubsgeld" (vgl. Tabelle 20, Zuwachsraten 1979 und 1980). Die Kostensenkung im Jahre 1982 ist demgegenüber weitgehend die Folge der im gleichen Jahr vorgenommenen und bereits erwähnten Leistungskürzungen bei den Mutterschaftshilfen (vgl. 3.2.3.2).
11. In Übereinstimmung mit der unter 3.4.2.2 bis 3.4.2.6 geäußerten Kritik an den auf Bundesebene ergriffenen Maßnahmen zur Kostendämpfung im Gesund-

heitswesen kann also abschließend festgehalten werden, daß auch die Ausgabenentwicklung in den einzelnen Leistungsbereichen der Krankenversicherung *insgesamt auf eine sehr mangelhafte Wirksamkeit der „Kostendämpfungsgesetze"* hindeutet.

3.4.2.8 Stabilität des Beitragssatzes

Weil der Gesetzgeber mit den Maßnahmen zur Kostendämpfung im Gesundheitswesen letztlich eine Stabilisierung der lohnprozentrualen Beitragssätze in der Krankenversicherung angestrebt hat, wird der Erfolg der betreffenden Maßnahmen vielfach ausschließlich an der Entwicklung des durchschnittlichen Beitragssatzes gemessen. Dabei gilt es aber insbesondere folgendes zu beachten:

1. In aller Regel werden die Beitragssätze mit einer zeitlichen Verzögerung an die Ausgabensteigerungen angepaßt, wobei Ausmaß und Zeitpunkt der Beitragssatzerhöhungen kurzfristig stark von den finanziellen Reserven der Kassen abhängen.
2. In den Übergangsvorschriften des „Kostendämpfungs-Ergänzungsgesetzes" von 1981 ist festgehalten, daß in den Jahren 1982 und 1983 die Träger der Krankenversicherung von der Auffüllung der gesetzlich vorgeschriebenen Rücklage absehen können[148].
3. Der durchschnittliche Beitragssatz in der Krankenversicherung verliert an Aussagekraft, wenn die Leistungen der Kassen im Vergleichszeitraum eingeschränkt werden, wie dies etwa im Jahre 1982 der Fall gewesen ist.

Insgesamt betrachtet stellt somit die Entwicklung der Kassenaufwendungen in einzelnen Leistungsbereichen einen besseren Indikator für die Wirksamkeit der Kostendämpfungsmaßnahmen dar als jene des durchschnittlichen Beitragssatzes.

Tabelle 24. Durchschnittliche Beitragssätze[a] in der sozialen Krankenversicherung seit 1973[149]

Jahr	Lohnprozente	Indizes Index 1977 = 100
1973	9,13	80,3
1974	9,46	83,2
1975	10,43	91,7
1976	11,28	99,2
1977	11,37	100,0
1978	11,41	100,4
1979	11,26	99,0
1980	11,38	100,1
1981	11,80	103,8
1982	11,98	105,4
1983	11,83	104,0
1984[b]	11,46	100,8

[a] Beitragssätze für Pflichtmitglieder mit Entgeltfortzahlungsanspruch (Krankengeld) für mindestens 6 Wochen, ohne Landwirtschaftliche Krankenkassen, die keine lohnprozentualen Beitragssätze erheben

[b] Monat Januar

[148] Vgl. Kostendämpfungs-Ergänzungsgesetz Art. 5, Übergangsvorschriften, Ziff. 4

[149] Quelle: Bundesverband der Ortskrankenkassen, Statistische Informationen, Reihe 1: Versicherte, Nr. 5/84, S. 2ff.

3.4.3 Der „Bayern-Vertrag“ von 1979

3.4.3.1 Anmerkung zur Studie des Instituts für medizinische Informatik und Systemforschung in München

Im Dezember 1980 haben das Bayerische Staatsministerium für Arbeit und Sozialordnung, die Landesverbände der gesetzlichen Krankenkassen in Bayern, die Landwirtschaftliche Krankenkasse Oberbayern sowie die Kassenärztliche Vereinigung Bayerns dem *Institut für medizinische Informatik und Systemforschung der Gesellschaft für Strahlen- und Umweltforschung mbH in München* den Auftrag erteilt, Auswirkungen und Wirksamkeit des „Bayern-Vertrags“ zu untersuchen. Für die breit angelegte Studie war ursprünglich eine Laufzeit von 3 Jahren vorgesehen. Inzwischen wurde diese aber verlängert, so daß mit den Endergebnissen nicht vor 1984 zu rechnen ist. Im November 1982 hat die Gesellschaft für Strahlen- und Umweltforschung einen ersten Zwischenbericht veröffentlicht, der im wesentlichen aber nur die Ergebnisse der Untersuchungen zusammenfaßt, die während der einjährigen Vorphase angestellt wurden, und darauf aufbauend die Perspektiven für die Hauptstudie aufzeigt[150].

Der Hinweis auf diese wissenschaftliche Arbeit soll zum einen veranschaulichen, welche Bedeutung dem Vertragswerk in Bayern selbst beigemessen wird, und zum andern darauf aufmerksam machen, daß es sehr unzweckmäßig wäre, vor der Fertigstellung dieser Studie eine abschließende Beurteilung der Auswirkungen und Wirksamkeit des „Bayern-Vertrags“ vornehmen zu wollen. Die nachstehend geäußerte Kritik ist somit mit den entsprechenden Vorbehalten aufzunehmen.

3.4.3.2 Kostenvorteil der ambulanten gegenüber der stationären Behandlung

Der „Bayern-Vertrag“ beruht auf der weitverbreiteten und kaum bestrittenen Auffassung, daß der stationäre Sektor im Vergleich zum ambulanten kostenaufwendiger sei. Je nachdem, ob man diesbezüglich gleicher oder gegenteiliger Meinung ist, erscheinen Konzept und Stoßrichtung des Vertrags als richtig oder grundsätzlich falsch. Auf diese unterschiedlichen Standpunkte kann und soll hier nicht näher eingegangen werden. Nur: Auch wenn man dem ambulanten Bereich unter dem Kostengesichtspunkt insgesamt den Vorzug gibt, muß man den Einwand gelten lassen, daß nicht die Krankenhausbehandlung an sich, sondern deren unzweckmäßige Anwendung (Pflege von chronisch Kranken in dazu überausgestatteten Abteilungen; medizinisch nicht notwendige Verlängerung der Aufenthaltsdauer zwecks besserer Kapazitätsauslastung) zu überhöhten Kosten führt. Von daher gesehen ergäbe sich die Notwendigkeit einer differenzierteren Beurteilung des stationären Sektors, als sie im Rahmen des „Bayern-Vertrags“ vorgenommen wurde.

---

150 Schwefel et al. 1982

3.4.3.3 Verordnung von Arzneimitteln in der Strategie des „Bayern-Vertrags"

Die neue Honorarvereinbarung sollte u. a. eine „gezielte" Arzneimittelverordnung ermöglichen (vgl. 3.3.3). Ob damit vor allem eine Beschränkung der Arzneimittelkosten oder aber eine Substitution der medizinischen Leistungserbringung in den übrigen Bereichen der Gesundheitsversorgung - insbesondere im stationären Sektor - anvisiert wurde, geht aus dem Vertragstext nicht klar hervor. Auf eine entsprechende Frage erhielte man vermutlich auch die Antwort, beides treffe zu. Auf alle Fälle deutet einiges darauf hin, daß die Behandlung mit Medikamenten im Laufe der Zeit immer mehr als zur ambulanten ärztlichen Tätigkeit gehörend betrachtet wurde, die solange keiner Beschränkung finanzieller Art unterworfen werden sollte, als dadurch Einsparungen in den übrigen Leistungsbereichen erzielt würden[151]. Die relative Bedeutung der Leistungsbereiche, in welchen der „Bayern-Vertrag" Einsparungen bewirken sollte, ist selbstverständlich stark von der entsprechenden Zuordnung der Aufwendungen für Arzneimittel abhängig. Aufgrund der Zahlen für das Jahr 1982 in Tabelle 17 ergeben sich folgende Verhältniswerte:

$$\frac{\text{Ärztliche Vergütung}}{\begin{array}{l}\text{Arzneimittel}\\ \text{Heil- und Hilfsmittel}\\ \text{Stationäre Behandlung}\\ \text{Barleistungen}\end{array}} = \frac{472 \text{ DM}}{1516 \text{ DM}} = \frac{1}{3{,}2}$$

$$\frac{\begin{array}{l}\text{Ärztliche Vergütung}\\ \text{Arzneimittel}\end{array}}{\begin{array}{l}\text{Heil- und Hilfsmittel}\\ \text{Stationäre Behandlung}\\ \text{Barleistungen}\end{array}} = \frac{857 \text{ DM}}{1132 \text{ DM}} = \frac{1}{1{,}3}$$

$$\frac{\begin{array}{l}\text{Ärztliche Vergütung}\\ \text{Arzneimittel}\\ \text{Heil- und Hilfsmittel}\end{array}}{\begin{array}{l}\text{Stationäre Behandlung}\\ \text{Barleistungen}\end{array}} = \frac{998 \text{ DM}}{991 \text{ DM}} = \frac{1}{1}$$

3.4.3.4 Fehlende Einflußmöglichkeiten der Kassenärzte auf entscheidende Kostenparameter

Selbst wenn die Kassenärzte ihre Behandlungs- und Verordnungsweise ganz nach der Zielsetzung des „Bayern-Vertrags" ausrichten, ist keine Gewähr dafür geboten, daß die von den Vertragspartnern angestrebten Kosteneffekte tatsächlich auch ein-

---

[151] Satzinger sieht das Rezept des „Bayern-Vertrags" noch eindeutig in der „Stimulierung der niedergelassenen Ärzteschaft, mehr Leistungen in ihren Praxen selbst zu erbringen und dafür weniger Leistungen außerhalb der Praxen zu veranlassen." Satzinger 1980, unveröffentlicht, S. 4. Etwa zweieinhalb Jahre später hält Sitzmann in diesem Zusammenhang dagegen fest, daß die Ärzte im erforderlichen und wirtschaftlichen Umfang „ohne Begrenzungen über Arznei- und Heilmittel verfügen" könnten. Sitzmann 1983, unveröffentlicht, S. 4

treten. Auf entscheidende und äußerst kostenrelevante Größen können die ambulant tätigen Ärzte nämlich entweder überhaupt keinen oder nur indirekten Einfluß nehmen. Es handelt sich dabei insbesondere um die *Preise für Arzneimittel* sowie im Krankenhausbereich um die *Anzahl Berechnungstage* und die *Höhe der Pflegesätze*. Diese Kostenparameter können sich nicht nur weitgehend selbständig entwickeln, sondern bieten den entsprechenden Entscheidungsträgern in einem beschränkten Ausmaß auch die Möglichkeit - bewußt oder unbewußt -, auf unerwünschte Behandlungs- und Verordnungsweisen der Kassenärzte zu *reagieren*.

Für den *Arzneimittelbereich* läßt sich nicht genau feststellen, in welchem Ausmaß die Kostensteigerung bei den Krankenkassen auf *faktische* Preiserhöhungen zurückzuführen ist. Der Grund dafür liegt darin, daß auf dem Markt für Arzneimittel und demzufolge auch in der kassenärztlichen Versorgung alte Präparate verhältnismäßig schnell durch neue ersetzt werden. Die *reine* Preisentwicklung kann über einen längeren Zeitraum hinweg deshalb nur für eine limitierte Anzahl Produkte genau erfaßt werden. Da sich die neu auf dem Markt eingeführten Medikamente in materieller Hinsicht vielfach aber kaum von den alten und zu ersetzenden Präparaten unterscheiden, kommt der *verdeckten* Preiserhöhung in der Form der Produktesubstitution auf dem Arzneimittelmarkt eine große Bedeutung zu. Das Ausmaß dieser verdeckten Preiserhöhung kann selbstverständlich nur annähernd geschätzt werden.

Die Angaben in Tabelle 25 veranschaulichen einerseits die diesbezügliche Problematik, zeigen andrerseits aber auch ganz deutlich auf, wie stark die Preiskomponente bei den Arzneimittelkosten der Kassen ins Gewicht fällt.

Tabelle 25. Preis- und Kostenentwicklung für Arzneimittel in der sozialen Krankenversicherung seit 1979, Indizes[152]

Jahr	Arzneimittelkosten je Mitglied	Anzahl verordneter Arzneimittel je Mitglied	Kosten je verordnetes Arzneimittel[a]	GKV-Arzneimittel-Preisindex[b]
1979	100	100	100	100
1980	108,8	97,9	111,1	105,1
1981	117,0	96,0	121,9	110,4
1982	117,8	89,9	131,0	112,8

$$\left(\begin{array}{l}\text{Index Kosten je ver-}\\ \text{ordnetes Arzneimittel}\end{array}\right) = \frac{\left(\begin{array}{l}\text{Index Arzneimittel-}\\ \text{kosten je Mitglied}\end{array}\right) \times 100}{\left(\begin{array}{l}\text{Index Anzahl verordneter}\\ \text{Arzneimittel je Mitglied)}\end{array}\right)}$$

[a] Die Werte für die Kosten je verordnetes Arzneimittel sind gemäß der angegebenen Formel berechnet worden. In diese Indizes sind somit nicht nur Preiserhöhungen, sondern gegebenenfalls auch kostenwirksame Veränderungen der kassenärztlichen Verordnungsweise eingeflossen

[b] Der GKV-Arzneimittel-Preisindex wird seit 1979 von den Krankenkassen errechnet und enthält nur Preiserhöhungen bei *identischen* Artikeln. Indirekte oder verdeckte Preiserhöhungen im Zusammenhang mit Produkt- oder Artikelvariationen bleiben unberücksichtigt

---

[152] Quellen: Apotheken-Report Nr. 21 (August 1981), S. 4 und Nr. 23 (Mai 1983), S. 17; Bundesverband der Ortskrankenkassen, Statistische Informationen, Reihe 2: Finanzen, Nr. 12/81, S. 4f. und Nr. 11/83, S. 4f.; Sozialpolitische Informationen Nr. P 35/83, S. 22ff., Tabelle 9

Ähnlich wie im Bereich der Arzneimittelversorgung verhält es sich im *stationären Sektor*, in welchem bekanntlich die größten Einsparungen erzielt werden sollten.

Weil durch den „Bayern-Vertrag" ja insbesondere eine Abnahme der Krankenhauseinweisungen angestrebt wurde, soll zunächst kurz auf deren zahlenmäßige Entwicklung in und außerhalb von Bayern eingegangen werden. Aus Tabelle 26 geht hervor, daß die Anzahl der *Krankenhausfälle* bei den bayerischen Ortskrankenkassen seit 1979 nicht nur nicht abgenommen hat, sondern sogar stärker angestiegen ist als bei den Ortskrankenkassen im übrigen Bundesgebiet.

Tabelle 26. Krankenhausfälle bei den Ortskrankenkassen in und außerhalb von Bayern seit 1976[153,154]

Jahr	Bayern			Übriges Bundesgebiet		
	Fälle je 100 Mitgl.	Indizes	Δ% geg. Vorjahr	Fälle je 100 Mitgl.	Indizes	Δ% geg. Vorjahr
1976	21,2	96,4	(–)	21,8	94,4	(–)
1977	22,7	103,2	7,1	21,8	94,4	0,0
1978	22,6	102,7	–0,4	23,2	100,4	6,4
1979	22,0	100,0	–2,7	23,1	100,0	–0,4
1980	22,1	100,5	0,5	23,4	101,3	1,3
1981	22,5	102,3	1,8	23,5	101,7	0,4
1982	23,3	105,9	3,6	23,9	103,5	1,7

Interessant ist in diesem Zusammenhang auch eine vom Landesverband der Ortskrankenkassen in Bayern durchgeführte Erhebung über die Veranlasser von Krankenhauseinweisungen, deren wichtigste Ergebnisse in Tabelle 27 zusammengefaßt sind.

Nach Ansicht des Geschäftsführers des Landesverbandes der Ortskrankenkassen in Bayern - Hans Sitzmann - beweist die aus Tabelle 27 ersichtliche Zunahme der sog. „Selbsteinweisungen" durch die Krankenhäuser seit 1980, „daß die bayerischen Krankenhäuser rückgehende Einweisungszahlen bei Kassenärzten ausgleichen, indem sie zur Hebung ihrer Auslastung im nicht notwendigen Umfang

- Patienten, die zur Krankenhausambulanz kommen, anstelle ambulanter Versorgung ‚ins Bett legen',
- Diagnosefälle stationär statt ambulant abklären und schließlich
- Patienten, die sich stationär im Krankenhaus befanden, wieder bestellen und erneut (statt Rücküberweisung an den behandelnden Kassenarzt) stationär aufnehmen"[155].

---

[153] Eigene Berechnungen, gestützt auf Bundesverband der Ortskrankenkassen, Statistik der Ortskrankenkassen 1976: Abschn. 1 S. 36 und 46, Abschn. 6 S. 295 und 383; 1977: Abschn. 1 S. 26 und 36, Abschn. 6 S. 219 und 313; 1978: Abschn. 1 S. 21 und 31, Abschn. 6 S. 172 und 266; 1979: Abschn. 1 S. 21 und 31, Abschn. 6 S. 187 und 291; 1980: Abschn. 1 S. 21 und 31, Abschn. 6 S. 191 und 295; 1981: Abschn. 1 S. 19 und 29, Abschn. 6 S. 181 und 285; 1982: Abschn. 1 S. 35 und Abschn. 3 S. 285

[154] Bei den Fällen je 100 Mitglieder handelt es sich um die Anzahl *Fälle der Mitglieder (einschl. Rentner) und ihrer Familienangehörigen* je 100 Mitglieder (einschl. Rentner)

[155] Sitzmann 1983, unveröffentlicht, S. 12f.

Tabelle 27. Krankenhauseinweisungen zu Lasten der bayerischen Ortskrankenkassen in den Jahren 1980-1982 nach Veranlassern[156]

Einweisungen	1980		1981		1982	
	absolut	in %	absolut	in %	absolut	in %
- insgesamt	704939	100	695121	100	754273	100
davon durch:						
- Kassenärzte (inkl. Beleg- und „beteiligte" Ärzte[157]	594969	84,4	588767	84,7	614733	81,5
- Rettungsdiensteinrichtungen	31017	4,4	17378	2,5	28662	3,8
- Krankenhäuser selbst	78953	11,2	88976	12,8	110878	14,7

Ob es angesichts der seit 1980 wieder ansteigenden Einweisungszahlen (vgl. Tabelle 26) nicht irreführend ist, hier von einem „Rückgang" zu sprechen, ist zumindest fraglich. Zur Untermauerung seiner Erklärung verweist Sitzmann im weiteren auf eine ebenfalls vom Landesverband der bayerischen Ortskrankenkassen erstellte „Verweildauerstatistik", wonach die Krankenhausfälle mit nur sehr kurzer Verweildauer seit dem Inkrafttreten des „Bayern-Vertrags" stark zugenommen haben (vgl. Tabelle 28)[158].

Tabelle 28. Zunahme der Krankenhausfälle mit einer Verweildauer von einem, zwei und drei Tagen bei den bayerischen Ortskrankenkassen von 1979-1982[159]

Krankenhausfälle mit einer Verweildauer von:	1979	1982	Zunahme	
			absolut	in %
- einem Tag	16051	28201	12150	75,7
- zwei Tagen	24322	33807	9485	39,0
- drei Tagen	24067	35141	11074	46,0

Sitzmanns Kommentar zur „Verweildauerstatistik" lautet: „Diese eklatante Zunahme der ‚Kurzaufnahmen', die gleichzeitig den Rückgang der sog. Verweildauer lediglich als rechnerisches Ergebnis ausweist, ist sichtbarer Ausdruck, daß an die Stelle der ambulanten Notfallversorgung oder ambulant möglicher Diagnostizierung die kurzfristige stationäre Krankenhausaufnahme mit erheblicher Verteuerung getreten ist"[160].

---

[156] Eigene Berechnungen, gestützt auf: Landesverband der Ortskrankenkassen in Bayern, München, Auskünfte auf Anfrage; Sitzmann, 1983, unveröffentlicht, S. 12

[157] Zum Status der „beteiligten" Krankenhausärzte vgl. 2.1.2.1

[158] Vgl. Sitzmann 1983, unveröffentlicht, S. 13

[159] Eigene Berechnungen, gestützt auf: Landesverband der Ortskrankenkassen in Bayern, München, Auskünfte auf Anfrage; Sitzmann 1983, unveröffentlicht, S. 13

[160] Sitzmann 1983, unveröffentlicht, S. 13

Von seiten der Krankenhäuser wird verständlicherweise vollkommen anders argumentiert: „Es ist richtig, daß die Zahl der sog. Selbstaufnahmen der Krankenhäuser zugenommen hat; keiner hat aber bisher eine medizinisch notwendige Krankenhausbehandlung dieser Patienten bestritten. Vielmehr bestätigt diese Entwicklung die bereits vor 1 Jahr (1981, R. M.) von Ministerialdirektor Holler (BMA) geäußerten Befürchtungen, wonach das Experiment in Bayern zu einer Verminderung der medizinischen Qualität der ärztlichen Versorgung der Versicherten führen könnte (vgl. ‚Die Ortskrankenkasse' 3/1981, S. 109). Offensichtlich hat die restriktive Krankenhauseinweisungspraxis der niedergelassenen Ärzte zu einer erheblichen Zunahme der Zahl der Not- und Akutfälle mit zwingender Krankenhausbehandlung geführt, offensichtlich deshalb, weil die Praxen der niedergelassenen Ärzte am Wochenende nicht besetzt sind. Grundsätzlich wird dies durch die Zunahme der Krankenhausaufnahmen über Rettungs- und Notarztdienst bestätigt. Diese Zunahme betrug im 4. Quartal 1981 gegenüber dem entsprechenden Quartal des Vorjahres +65,85 Prozent"[161].

Beim Vergleich der beiden Interessenstandpunkte fällt auf, wie sehr doch das zur Beweisführung herangezogene Zahlenmaterial voneinander abweicht. Gehen die Krankenkassen von einem *Rückgang* der Krankenhauseinweisungen durch Rettungsdiensteinrichtungen von 44% im Jahre 1981 gegenüber dem Vorjahr aus (vgl. Tabelle 27), so ist bei den Vertretern der Krankenhäuser, wie eben dargestellt, von einer entsprechenden *Zunahme* von rund 66% die Rede. Es ist nicht anzunehmen, daß dieser Unterschied allein darauf zurückzuführen ist, daß der Vergleich im einen Fall auf Jahres- und im andern auf Quartalsbasis beruht.

Aber einmal abgesehen von allen diesen Divergenzen: Für die Beurteilung eines Kausalzusammenhangs zwischen zunehmenden Selbsteinweisungen der Krankenhäuser und dem „Bayern-Vertrag" wäre es von größtem Vorteil, wenn man Kenntnis über die vergleichbare Entwicklung im übrigen Bundesgebiet hätte. Es ließe sich dann möglicherweise zuverlässiger abschätzen, inwieweit die Zunahme der Selbsteinweisungen in Bayern tatsächlich auf die neue Honorarvereinbarung zurückgeführt werden könnte und nicht einem allgemeinen Trend der Versorgung mit Krankenhauspflege in der Bundesrepublik entspräche.

Interessanterweise und im Gegensatz zum bisher Gesagten hat aber die Anzahl der abgerechneten *Krankenhaustage* in den letzten Jahren bei den Ortskrankenkassen sowohl in als auch außerhalb von Bayern fast ständig abgenommen (vgl. Tabelle 29). Selbstverständlich kann im Rahmen der vorliegenden Arbeit nicht den Gründen für diese bemerkenswerte Entwicklung nachgegangen werden. In diesem Zusammenhang ist nur die Feststellung von Bedeutung, daß ein Rückgang der Krankenhausberechnungstage nicht nur in Bayern, sondern auch im übrigen Bundesgebiet und nicht erst seit Bestehen des „Bayern-Vertrags", sondern seit längerer Zeit zu verzeichnen ist. Von einem diesbezüglichen „ersten Erfolg" des „Bayern-Vertrags" zu sprechen, ist dementsprechend wohl unzulässig[162].

---

[161] Ohne Autor 1982, S. 317

[162] Sitzmann hat im Zusammenhang mit der Abnahme der Berechnungstage im Jahre 1980 vom stärksten Rückgang seit 7 Jahren gesprochen und dies als „ersten Erfolg" des „Bayern-Vertrags" bezeichnet. Sitzmann 1981, unveröffentlicht, S. 11

Tabelle 29. Krankenhaustage bei den Ortskrankenkassen in und außerhalb von Bayern seit 1976[163,164]

Jahr	Bayern			Übriges Bundesgebiet		
	Tage je 100 Mitgl.	Indizes	Δ% geg. Vorjahr	Tage je 100 Mitgl.	Indizes	Δ% geg. Vorjahr
1976	462,9	109,2	(–)	462,7	105,5	(–)
1977	449,6	106,1	–2,9	434,3	99,0	–6,1
1978	442,0	104,3	–1,7	448,6	102,3	3,3
1979	423,8	100,0	–4,1	438,7	100,0	–2,2
1980	408,4	96,4	–3,6	433,8	98,9	–1,1
1981	410,0	96,7	0,4	431,3	98,3	–0,6
1982	416,1	98,2	1,5	430,0	98,0	–0,3

Bekanntlich hat die Abnahme der Krankenhausberechnungstage deshalb keinen entsprechenden Niederschlag in den Krankenhauspflegekosten gefunden, weil im gleichen Zeitraum die *Pflegesätze* (= Preise für einen Krankenhaustag) überproportional angestiegen sind. Tabelle 30 zeigt die gegenläufige Entwicklung von Mengen- und Preiskomponente der Kosten für stationäre Behandlung zu Lasten der bayerischen Ortskrankenkassen seit 1976.

Tabelle 30. Krankenhaustage bei den Ortskrankenkassen und durchschnittliche, nach Betten gewichtete Pflegesätze der Krankenhäuser in Bayern seit 1976 [165,166]

Jahr	Anzahl Krankenhaustage			Durchschn. Pflegesätze		
	je 100 Mitglieder	Indizes	Δ% geg. Vorjahr	in DM	Indizes	Δ% geg. Vorjahr
1976	462,9	109,2	(-)	106,02	79,9	(-)
1977	449,6	106,1	–2,9	115,08	86,7	8,5
1978	442,0	104,3	–1,7	123,83	93,3	7,6
1979	423,8	100,0	–4,1	132,72	100,0	7,2
1980	408,4	96,4	–3,6	146,48	110,4	10,4
1981	410,0	96,7	0,4	159,25	120,0	8,7
1982	416,1	98,2	1,5	171,00	128,8	7,4

Eine multiplikative Verknüpfung der Anzahl Krankenhaustage und Höhe der Pflegesätze gemäß Tabelle 30 ergibt eine weitgehende Übereinstimmung mit der bei den Ortskrankenkassen in Bayern tatsächlich eingetretenen Entwicklung der Kosten für stationäre Behandlung. Tabelle 31 enthält die entsprechenden, indexierten Zahlenwerte seit dem Inkrafttreten des „Bayern-Vertrags". Die Differenzen zwi-

---

[163] Quellen: s. FN 153

[164] Bei den Tagen je 100 Mitglieder handelt es sich um die Anzahl *Tage der Mitglieder (einschl. Rentner) und ihrer Familienangehörigen* je 100 Mitglieder (einschl. Rentner)

[165] Quellen: s. FN 153; Bayerisches Staatsministerium für Arbeit und Sozialordnung Blatt F 7 - 42/81; Sitzmann 1983, unveröffentlicht, S. 11

[166] Siehe FN 164

schen den Werten für die tatsächliche Kostenentwicklung und jenen, die sich aus der multiplikativen Verknüpfung von Krankenhaustage- und Pflegesätze-Indizes ergeben, sind darauf zurückzuführen, daß die durchschnittlichen Pflegesätze nur nach der Anzahl Betten und nicht nach der effektiv kostenwirksamen Anzahl Berechnungstage gewichtet worden sind.

Tabelle 31. Multiplikative Verknüpfung von durchschnittlichen, nach Betten gewichteten Pflegesätzen und Krankenhaustagen sowie Kosten für stationäre Behandlung bei den Ortskrankenkassen in Bayern, seit 1979, Indizes[167]

Jahr	Krankenhaustage je Mitglied x durchschnittlicher Pflegesatz	Kosten für stationäre Behandlung je Mitglied
1979	100,0	100,0
1980	106,4	107,3
1981	116,1	115,6
1982	126,5	125,1

3.4.3.5 Kollektive Steuerungsmaßnahmen und individuelle Leistungsanreize

Der „Bayern-Vertrag" und die darin vorgesehenen Sanktionen setzen nicht bei den einzelnen Ärzten, sondern bei deren Geamtheit an. Wenn man davon ausgeht, daß eine vertragskonforme Behandlungs- und Verordnungsweise der Kassenärzte - zumindest auf lange Sicht - tatsächlich auch auf die Kosten durchzuschlagen vermag, drängt sich die Frage auf, inwieweit individuelle und letztlich entscheidende Leistungsanreize von einem auf das kollektive Verhalten ausgerichteten Vertrag ausgehen können. Der einzelne Arzt weiß, daß gegebenenfalls weder ein vertragskonformes noch ein gegenteiliges individuelles Verhalten entsprechend honoriert bzw. bestraft wird, sofern sich nicht auch die Gesamtheit der Ärzte im Durchschnitt gleich verhält. Dazu ist folgende interessante Feststellung gemacht worden: „Den Zielen des Vertrages, zumal dem der Reduzierung von Krankenhauseinweisungen, wurde am wenigsten dort nachgekommen, wo unter der niedergelassenen Ärzteschaft die Konkurrenz am stärksten ist. Vor allem im Bezirk der KV (Groß-)München, die nahezu ⅓ der bayerischen Ärzteschaft verwaltet, hatte der Vertrag fast keine Wirkung; krampfhaft - so die wohl etwas zynische Erklärung - versuchten dort vor allem Allgemeinärzte und Internisten ihre Klientel (bei Laune?) zu halten, indem sie bei Verordnungen und Verschreibungen großzügig verfuhren, ‚Gefälligkeitstherapie' leisteten und außerdem viel lieber Einweisungen als Überweisungen vornahmen, weil vom Krankenhaus ein Patient mit großer Gewißheit, vom Facharztkollegen hingegen nur vielleicht in die Ausgangspraxis zurückkehrt"[168]. Mit andern Worten: Der „Bayern-Vertrag" scheint gerade dort die geringste Wirkung zu erzielen, wo es am nötigsten wäre, nämlich in den kostenintensiven städtischen Ge-

[167] Quellen: s. FN 153; Bayerisches Staatsministerium für Arbeit und Sozialordnung Blatt F 7-42/81; Sitzmann 1983, unveröffentlicht, S. 11; Bundesverband der Ortskrankenkassen, Statistische Informationen, Reihe 2: Finanzen, Nr. 8/81, S. 33 und Nr. 12/83, S. 37

[168] Satzinger 1980, unveröffentlicht, S. 12

bieten. Mit einer auch in Zukunft weiterhin ansteigenden Ärztedichte dürfte sich das Problem der Umsetzung des „Bayern-Vertrags" durch die Kassenärzte noch zusätzlich verschärfen.

3.4.3.6 Gefahr der Unterversorgung im stationären Sektor

Die in den vorangehenden Punkten geäußerte Kritik am „Bayern-Vertrag" beschränkte sich auf dessen Kostenwirksamkeit. Angelpunkt der heftigsten Auseinandersetzungen um den Vertrag ist jedoch die ihm zugesprochene Eigenheit, *den Ärzten tendenziell Anreize zur Unterversorgung der Patienten zu verschaffen.* Dabei wird etwa ins Feld geführt, ein Arzt könnte sich dazu veranlaßt sehen, für einen Patienten die nötige Krankenhauseinweisung nicht oder erst verspätet anzuordnen. Unterstellt man, daß der „Bayern-Vertrag" wirkt, besteht tatsächlich die Gefahr der Unterversorgung außerhalb des ambulanten Sektors, denn schließlich geht es um wesentliche materielle Interessen, insbesondere auf der Seite der Ärzteschaft. Je höher man das finanzielle Interesse der Ärzte einstuft, desto eher wird man geneigt sein, im „Bayern-Vertrag" einen Anreiz zur Unterversorgung zu sehen. Umgekehrt ist nicht ersichtlich, aus welchen Gründen die Ärzte mit dem „Bayern-Vertrag" ihre Behandlungs- und Verordnungsweise ändern sollten, wenn sie für die Ausübung ihrer Tätigkeit keine oder eine nur unbedeutende Einkommensmotivation hätten.

Zu diesem äußerst wichtigen Punkt liegen noch keine Untersuchungsergebnisse vor, welche weiterreichende und fundierte Aussagen zuließen. Es wird eine der Hauptaufgaben der bereits erwähnten Studie über „Auswirkungen und Wirksamkeit des Bayern Vertrags" sein, darüber Aufschlüsse zu gewinnen (vgl. 3.4.3.1).

3.4.3.7 Kosten-, Grundlohn- und Beitragssatzentwicklung bei den Ortskrankenkassen in Bayern und im übrigen Bundesgebiet seit dem Inkrafttreten der neuen Honorarvereinbarung

3.4.3.7.1 Tabellen

Tabelle 32. Ausgaben der Ortskrankenkassen je Mitglied (inkl. Rentner) für ärztliche Vergütung[169]

	1979	1980	1981	1982
Bayern				
in DM	326,40	354,40	375,80[a]	390,80[a]
Indizes	100,00	108,60	115,10[a]	119,70[a]
Übriges Bundesgebiet				
in DM	388,80	412,80	439,20	449,80
Indizes	100,00	106,20	113,00	115,70

[a] In diesen Werten sind die Aufwendungen für die nur in Bayern eingeführten Schutzimpfungen nicht berücksichtigt

[169] Quellen: Bundesverband der Ortskrankenkassen, Statistische Informationen, Reihe 2: Finanzen, Nr. 8/81, S. 33; Sitzmann 1983, unveröffentlicht, Anlagen, Tabellen 1-5; eigene Berechnungen, gestützt auf Bundesverband der Ortskrankenkassen, Statistische Informationen, Reihe 2: Finanzen, Nr. 8/81, S. 2f. und 32f. und Nr. 12/83, S. 2f. und 36f.

Tabelle 33. Ausgaben der Ortskrankenkassen je Mitglied (inkl. Rentner) für Arzneimittel[170]

	1979	1980	1981	1982
Bayern				
in DM	280,70	307,60	335,20[a]	345,20[a]
Indizes	100,00	109,60	119,40[a]	123,00[a]
Übriges Bundesgebiet				
in DM	343,50	375,80	404,70	407,90
Indizes	100,00	109,40	117,80	118,70

[a] In diesen Werten sind die Aufwendungen für die nur in Bayern eingeführten Schutzimpfungen nicht berücksichtigt

Tabelle 34. Ausgaben der Ortskrankenkassen je Mitglied (inkl. Rentner) für Heil- und Hilfsmittel[171]

	1979	1980	1981	1982
Bayern				
in DM	105,00	111,90	124,70	122,10
Indizes	100,00	106,60	118,80	116,30
Übriges Bundesgebiet				
in DM	121,00	135,60	143,30	135,40
Indizes	100,00	112,10	118,40	111,90

Tabelle 35. Ausgaben der Ortskrankenkassen je Mitglied (inkl. Rentner) für stationäre Behandlung[172]

	1979	1980	1981	1982
Bayern				
in DM	588,70	631,50	680,50	736,20
Indizes	100,00	107,30	115,60	125,10
Übriges Bundesgebiet				
in DM	765,10	832,00	888,40	958,10
Indizes	100,00	108,70	116,10	125,20

Tabelle 36. Ausgaben der Ortskrankenkassen je Mitglied (inkl. Rentner) für Barleistungen[173]

	1979	1980	1981	1982
Bayern				
in DM	160,20	182,60	177,70	164,60
Indizes	100,00	114,00	110,90	102,70
Übriges Bundesgebiet				
in DM	189,40	211,80	201,60	181,70
Indizes	100,00	111,80	106,40	95,90

170 Quellen: s. FN 169
171 Quellen: s. FN 169
172 Quellen: s. FN 169
173 Quellen: s. FN 169

Tabelle 37. Total der Ausgaben in den Tabellen 32-36, Grundlohn je Mitglied (ohne Rentner) und durchschnittlicher Beitragssatz der Ortskrankenkassen[174,175]

	1979	1980	1981	1982
Bayern				
Total Tab. 32-36				
in DM	1461,00	1588,00	1693,90	1758,90
Indizes	100,00	108,70	115,90	120,40
Grundlohn je Mitglied				
in DM	21232,20	22588,10	23912,50	25028,30
Indizes	100,00	106,40	112,60	117,90
Beitragssatz				
in Lohnprozenten	10,64	10,89	11,21	11,37
Indizes	100,00	102,30	105,40	106,90
Übriges Bundesgebiet				
Total Tab. 32-36				
in DM	1807,80	1968,00	2077,20	2132,90
Indizes	100,00	108,90	114,90	118,00
Grundlohn je Mitglied				
in DM	22431,20	23723,50	24920,00	25976,40
Indizes	100,00	105,80	111,10	115,80
Beitragssatz				
in Lohnprozenten	11,68	11,91	12,34	12,66
Indizes	100,00	102,00	105,70	108,40

3.4.3.7.2 Kommentar

1. Der in den Tabellen 32-37 angestellte Kostenvergleich beschränkt sich auf jene Leistungsbereiche der Krankenversicherung, in welchen durch den „Bayern-Vertrag“ entsprechende Kostenwirkungen erzielt werden sollten. Auf diese *„Zielbereiche“* entfallen rund 75% der gesamten Leistungsausgaben der Krankenkassen.
2. In Bayern liegen sowohl die Kosten als auch der Grundlohn je Mitglied unter den vergleichbaren Werten im übrigen Bundesgebiet. Während aber im Durchschnitt der Jahre 1979-1982 der Unterschied bei den Kosten 18,6% betrug, belief er sich beim Grundlohn auf nur 4,4% (vgl. Tabelle 38). Aus diesem Grunde ergeben sich bei einem Vergleich der Kostenentwicklung in und außerhalb von Bayern erhebliche Probleme, denn es ist nicht auszuschließen, daß im Bereiche der Gesundheitsversorgung in Bayern sowohl in preislicher als auch in mengenmäßiger Hinsicht ein gewisser *„Nachholbedarf“* besteht, dem gegebenenfalls gebührend Rechnung getragen werden müßte. Der Umstand, daß in der stationären Behandlung diesbezüglich ein besonders großer Kostenunterschied vorhanden ist, bringt weitere Schwierigkeiten mit sich. Der „Nachholbedarf“

[174] Quellen: Bundesverband der Ortskrankenkassen, Statistische Informationen, Reihe 2: Finanzen, Nr. 8/81, S. 33 und Nr. 12/83, S. 37; Sitzmann 1983, unveröffentlicht, S. 8 und Anlagen, Tab. 1-5; eigene Berechnungen, gestützt auf Bundesverband der Ortskrankenkassen, Statistische Informationen, Reihe 2: Finanzen, Nr. 8/81, S. 2f. und 32f. und Nr. 12/83, S. 2f. und 36f.

[175] Siehe FN 137

Tabelle 38. Kosten und Grundlohn je Mitglied bei den Ortskrankenkassen; Abweichung der Werte in Bayern vom übrigen Bundesgebiet (gemäß Tabellen 32-37)

	1979	1982	1979-82
Kosten			
Ärztliche Vergütung	−16,0%	−13,1%	−14,4%
Arzneimittel	−18,3%	−15,4%	−17,2%
Heil- und Hilfsmittel	−13,2%	− 9,8%	−13,4%
Stationäre Behandlung	−23,1%	−23,2%	−23,4%
Barleistungen	−15,4%	− 9,4%	−12,7%
Kosten in obgenannten Leistungsbereichen insgesamt	−19,2%	−17,5%	−18,6%
Grundlohn	−5,3%	−3,6%	−4,4%

könnte sich nämlich gerade dort am stärksten bemerkbar machen, wo durch den „Bayern-Vertrag" am meisten Kosten eingespart werden sollten (vgl. Tabelle 38).

3. Abgesehen vom stationären Sektor sind in sämtlichen „Zielbereichen" des Vertrags die *Kosten in Bayern deutlich stärker angestiegen* als im übrigen Bundesgebiet (vgl. Tabellen 32-36). Dadurch, daß sich im gleichen Zeitraum in Bayern auch die Löhne überdurchschnittlich erhöht haben (vgl. Tabelle 37), wird dieser ungünstige Kostenverlauf zwar etwas relativiert, aber doch nicht beseitigt.
4. Im Gegensatz zur Kostenentwicklung in den übrigen „Zielbereichen" kann es als *relativer Erfolg des „Bayern-Vertrags"* angesehen werden, daß die Ausgaben der bayerischen Ortskrankenkassen für stationäre Behandlung *im Vergleich zur Grundlohnentwicklung* weniger stark angestiegen sind, als dies im restlichen Bundesgebiet der Fall war (vgl. Tabelle 39).

Tabelle 39. Kosten für stationäre Behandlung und Grundlohn je Mitglied bei den Ortskrankenkassen in und außerhalb von Bayern; Vergleich der Zuwachsraten seit 1979 (gemäß Tabellen 35 und 37)

	Erhöhung d. Kosten für stat. Behandl.	Erhöhung des Grundlohns	Differenz
Bayern	25,1%	17,9%	7,2%
Übriges Bundesgebiet	25,2%	15,8%	9,4%

5. Unter Berücksichtigung der jeweiligen Einkommensentwicklung wird der im Vergleich zum übrigen Bundesgebiet günstigere Kostenverlauf bei den bayerischen Ortskrankenkassen im stationären Sektor durch die erhöhten Ausgaben für „ärztliche Vergütung", „Arznei-", „Heil- und Hilfsmittel" sowie „Barleistungen" ausgeglichen. Dementsprechend ergeben sich bei der Gegenüberstellung der gesamten in den „Zielbereichen" des „Bayern-Vertrags" anfallenden Kosten und Einkommen der Versicherten *in und außerhalb von Bayern annähernd gleich große Finanzierungslücken* (vgl. Tabelle 40).

Tabelle 40. Ausgabensteigerung in den „Zielbereichen“ des „Bayern-Vertrags“ und Grundlohnentwicklung je Mitglied bei den Ortskrankenkassen in und außerhalb von Bayern seit 1979 (gemäß Tabelle 37)

	Kostensteigerung	Erhöhung des Grundlohns	Differenz bzw. Finanzierungslücke
Bayern	20,4%	17,9%	2,5%
Übriges Bundesgebiet	18,0%	15,8%	2,2%

6. Die Kosten für *ärztliche Vergütung* sind bei den Ortskrankenkassen in Bayern deutlich stärker angestiegen als im übrigen Bundesgebiet (vgl. Tabelle 32). Diese Entwicklung wird vielfach mit einer angeblich überdurchschnittlichen Erhöhung der Vergütungssätze erklärt. Auch Sitzmann stellt sich auf diesen Standpunkt: „Wenn die Aufwendungen je Mitglied (einschl. Rentner) etwas höher angestiegen sind als im Bund, dann ist das allein darauf zurückzuführen, daß in Bayern etwas stärkere Vergütungsanhebungen erfolgten, um Belegarztsystem und ärztliche Präsenz in sprechstundenfreien Zeiten zu fördern“[176].

Aus Tabelle 41 geht aber klar hervor, daß dem höheren Kostenanstieg eine entsprechend große *Mengenausweitung* zugrunde liegt, die selbstverständlich ohne weiteres als vertragskonform und sogar als Beweis für die Wirksamkeit des „Bayern-Vertrags“ angesehen werden kann.

Dividiert man die Kosten für ärztliche Vergütung in den Jahren 1979 und 1982 durch die entsprechende Anzahl Punkte gemäß Tabelle 41, ergibt sich sowohl für Bayern als auch für das übrige Bundesgebiet eine *gleich hohe Steigerungsrate* der Vergütungssätze von 5,7%.

Tabelle 41. Kassenärztliche Versorgung; Leistungsbedarf je Mitglied in Punktezahlen bei den Ortskrankenkassen in und außerhalb von Bayern seit 1979 (ohne „sonstige Hilfen“, „Mutterschaftsvorsorge“ und „Früherkennungsmaßnahmen“)[177]

	1979	1980	1981	1982
Bayern				
Punktezahlen	3516	3687	3814	3984
Indizes	100	104,9	108,5	113,3
Übriges Bundesgebiet				
Punktezahlen	3976	4148	4246	4359
Indizes	100	104,30	106,80	109,6

7. Es wurde bereits festgestellt, daß die *Anzahl der verordneten Medikamente* in der sozialen Krankenversicherung insgesamt betrachtet rückläufig ist (vgl. Tabel-

[176] Sitzmann 1983, unveröffentlicht, S. 15

[177] Eigene Berechnungen, gestützt auf: Bundesverband der Ortskrankenkassen, Statistische Informationen, Reihe 2: Finanzen, Nr. 8/81, S. 2 und 32 und Nr. 12/83, S. 2 und 36; Kassenärztliche Bundesvereinigung 1979-82, unveröffentlicht, statistische Informationen, jeweils S. 20f.

le 25). In Übereinstimmung damit hat sich die Anzahl verordneter Arzneimittel je Mitglied bei den bayerischen Ortskrankenkassen seit 1979 um 4,9% verringert[178]. Für die Ortskrankenkassen im übrigen Bundesgebiet sind leider keine entsprechenden Zahlen verfügbar. Im Vergleich zum Rückgang der Anzahl Verordnungen in der gesamten sozialen Krankenversicherung von 10,1% im gleichen Zeitraum ist jedoch die Abnahme bei den bayerischen Ortskrankenkassen verhältnismäßig gering. Angesichts dieser Entwicklung ist nicht auszuschließen, daß sich die bayerischen Ärzte durch die neue Honorarvereinbarung dazu veranlaßt gesehen haben, großzügiger von der Möglichkeit der Arzneimittelverordnung Gebrauch zu machen als ihre Kollegen im übrigen Bundesgebiet.

8. Die Aufwendungen für *Heil- und Hilfsmittel* sind in diesem Bericht stets als Ansatzpunkt und „Zielbereich" des „Bayern-Vertrags" betrachtet worden. Im Grunde genommen ist dies nicht ganz korrekt, denn nach dem Wortlaut des Vertrags sollte (nur) die Verordnung von „physikalischen Leistungen, z. B. Massagen und Bäder" eingeschränkt werden (vgl. 3.3.3). Die Ausgaben der bayerischen Ortskrankenkassen für solche Leistungen im Jahre 1982 machten mit 26,80 DM je Mitglied 22% der Gesamtkosten für Heil- und Hilfsmittel aus und hatten sich gegenüber 1979 um 3,1% erhöht. Wenn im Rahmen der vorliegenden Arbeit trotzdem weiterhin die gesamten Aufwendungen für Heil- und Hilfsmittel als „Kostenzielbereich" des „Bayern-Vertrags" angesehen werden, so hat dies zwei Gründe: Erstens einmal erscheint ein solches Vorgehen mit dem bayerischen Kostendämpfungskonzept besser vereinbar, und zweitens entspricht es auch der Praxis der Vertragspartner in der bisherigen Beurteilung der Wirksamkeit der neuen Honorarvereinbarung[179].
9. Zur Kostenentwicklung im *Krankenhausbereich* vgl. 3.4.3.4.
10. Für die Kostenentwicklung in den Bereichen „Arznei-", „Heil- und Hilfsmittel" sowie „Barleistungen" gilt selbstverständlich auch bei den Ortskrankenkassen in und außerhalb von Bayern, was bereits im Zusammenhang mit der *erhöhten Kostenbeteiligung der Patienten ab 1. Januar 1982 und der Änderung des „Arbeitsförderungsgesetzes" mit Wirkung vom 1. Januar 1981* unter 3.4.2.7.2 (Ziffern 5., 6. und 9.) gesagt wurde. Für die Beurteilung der Aufwendungen für Barleistungen müßte zudem näher überprüft werden, inwieweit ein unterschiedlicher *Konjunkturverlauf* in und außerhalb von Bayern einen entsprechenden Einfluß auf die Kostenentwicklung gehabt haben könnte.
11. Der durchschnittliche *Beitragssatz* ist seit 1979 bei den Ortskrankenkassen in Bayern weniger stark angestiegen als im übrigen Bundesgebiet (vgl. Tabelle 37). Aus den unter 3.4.2.8 bereits erwähnten Gründen, insbesondere aber wegen der unterschiedlichen Zunahme der Lohneinkommen der Versicherten in und außerhalb von Bayern, kann aus der Entwicklung der Beitragssätze nicht auf jene der Kosten geschlossen werden. Die multiplikative Verknüpfung von Grundlohn- und Beitragssatzindizes gemäß Tabelle 37 ergibt jedenfalls für den Zeitraum von 1979-1982 eine fast identische Zuwachsrate der Einnahmen bei den Ortskrankenkassen in und außerhalb von Bayern (Bayern: 26,0%; übriges Bun-

[178] Vgl. Sitzmann 1983, unveröffentlicht, S. 9

[179] Vgl. Sitzmann 1981, unveröffentlicht, S. 13f., 1982, unveröffentlicht, S. 8, 1983, unveröffentlicht, S. 5

desgebiet: 25,5%). Mit anderen Worten: Die vergleichsweise niedrigere Erhöhung der Beitragssätze in Bayern wurde durch den stärkeren Lohnanstieg ziemlich genau ausgeglichen und wohl überhaupt erst möglich.

12. Die Ausgabenentwicklung bei den Ortskrankenkassen seit 1979 bestätigt also insgesamt betrachtet die unter 3.4.3.2 bis 3.4.3.5 geäußerte Kritik am „Bayern-Vertrag" und läßt deutlich erkennen, daß zumindest für den Bereich der Ortskrankenkassen und im Vergleich zum übrigen Bundesgebiet in Bayern die erhofften Erfolge in bezug auf eine wirksame Kostendämpfung im Gesundheitswesen ausgeblieben sind.

4 Folgerungen für die schweizerische Reformdiskussion

4.1 Allgemeines

In diesem Abschnitt wird kurz auf die Frage eingegangen, welche Schlüsse sich aus dem bisher Gesagten im Hinblick auf die gegenwärtigen Bestrebungen zur Ausgabendämpfung im schweizerischen Gesundheitswesen ziehen lassen. Die in der Bundesrepublik ergriffenen Maßnahmen interessieren dabei aus mehreren Gründen. Zunächst einmal sind in der Schweiz wie in Deutschland die Kosten der Gesundheitsversorgung in den letzten Jahren derart stark angestiegen, daß hier wie dort die Finanzierung der sozialen Krankenversicherung langfristig in Frage gestellt ist. Ein etwas genauerer Blick über die Grenze drängt sich zudem schon allein deshalb auf, weil sowohl die sozialen und wirtschaftlichen Verhältnisse als auch die Systeme der Gesundheitsversorgung in beiden Ländern ähnlich und somit besonders gut miteinander vergleichbar sind. Aber nicht nur Problemstellung und Rahmenbedingungen sind im wesentlichen die gleichen, eine weitgehende Übereinstimmung besteht schließlich auch in bezug auf die bereits eingeschlagenen oder zumindest ins Auge gefaßten (Irr-)Wege zur Kostenkontrolle im Gesundheitswesen. Zum Teil scheint die Schweiz dabei einmal mehr mit einer gewissen zeitlichen Verzögerung den Spuren ihres nördlichen Nachbarn zu folgen.

4.2 Überwachung der Wirtschaftlichkeit der Behandlung

In der Bundesrepublik hat sich deutlich gezeigt, daß auch EDV-gestützte und auf sehr umfangreichen statistischen Grundlagen beruhende Wirtschaftlichkeitsprüfungen die aktuellen Kosten- und Finanzierungsprobleme im Gesundheitswesen nicht lösen können. Ein Grund dafür dürfte u. a. in zwei bedeutenden *Zielkonflikten* liegen, die sich bei der Durchführung herkömmlicher Wirtschaftlichkeitskontrollen ergeben und in diesem Zusammenhang hervorzuheben sind.

Der erste besteht darin, daß es wohl unmöglich ist, ein rationelles Prüfverfahren zu entwickeln, das stets auch die individuellen Besonderheiten eines Krankheitsfalles zu berücksichtigen vermag. In der Regel hat man sich nämlich zu entscheiden, ob unter großem administrativen Aufwand Einzelfälle oder auf einfachere Art und Weise nur bestimmte Durchschnittswerte überprüft werden sollen. Weil bei der ersten Variante oft ein ungünstiges Aufwands-/Ertragsverhältnis in Kauf genommen werden muß, gelangt in der Praxis fast durchwegs die zweite zur Anwendung. Aber auch ein solches Verfahren ist mit schwerwiegenden Nachteilen verbunden. Zunächst einmal stellt es trotz aller möglichen Verfeinerungen eine ziemlich pauschale und undifferenzierte Kontrollmethode dar und muß deshalb bei der Überschreitung von Durchschnittswerten verhältnismäßig große Toleranzen gelten lassen. Im weiteren - und das ist besonders wichtig - können damit die zentralen Parameter zur Bestimmung unwirtschaftlicher Behandlungs- und Verordnungsweise, d.h. die Durchschnittswerte selbst, keiner Prüfung unterzogen werden.

Zum zweiten Zielkonflikt: Wirkungsvolle Kontrollmaßnahmen setzen voraus, daß die prüfenden Organe nicht nur fähig, sondern auch willens sind, rigorose Prüfungen vorzunehmen. Die Überwachung der ärztlichen Tätigkeit sollte also idealerweise von Instanzen durchgeführt werden, die einerseits fachlich mindestens so kompetent wären wie die Ärzte, andrerseits aber auch das gleiche Interesse an Wirtschaftlichkeitsprüfungen hätten wie die Kassen. Doch gerade das dürfte im gegenwärtigen System der Einzelleistungsvergütung nur sehr schwer zu bewerkstelligen sein. Erfolgte hingegen die Honorierung in der Form, daß die Kassen den Ärzten eine Gesamtpauschale entrichten würden und die Vergütung nach Einzelleistungen nur zur Anwendung käme, um die Gesamtpauschale unter die einzelnen Ärzte aufzuteilen, wäre die Motivation der Ärzteschaft für eine strenge Überwachung wesentlich größer als heute. Es läge nämlich im Interesse aller Kassenärzte, daß sich ihr Anteil an der Gesamtvergütung nicht durch ungerechtfertigt erbrachte Leistungen anderer Ärzte verringerte.

In der Diskussion über die Teilrevision der schweizerischen Krankenversicherung sind bisher verschiedentlich Vorstöße unternommen worden, die auf eine Verbesserung des bestehenden Verfahrens zur Überwachung der Wirtschaftlichkeit abzielen. Im Vordergrund stehen dabei zwei miteinander zusammenhängende Bestrebungen, auf die hier kurz eingegangen werden muß.

Erstens sollen die Ärzte dazu verpflichtet werden, den Kassen bzw. deren Vertrauensärzten vermehrt aufschlußreiche Informationen wie die Daten, an denen Untersuchungen und Behandlungen vorgenommen wurden, zukommen zu lassen[180]. Damit will man die Voraussetzung dafür schaffen, daß wirkungsvollere und differenziertere Wirtschaftlichkeitsprüfungen als bisher durchgeführt werden können. Die Verpflichtung zur Herausgabe des sog. medizinischen Kalendariums stellte, sofern sie nicht nur auf Ausnahmefälle beschränkt bliebe, eine verhältnismäßig weitreichende Maßnahme dar, die auch für die Bundesrepublik ein Novum wäre. Die Information der Kassen würde dadurch nicht so sehr in quantitativer, als vielmehr in qualitativer Hinsicht verbessert. Von daher gesehen ist diese Reformbestrebung denn auch attraktiv, obwohl i.allg. nicht viel von einem Ausbau der Wirtschaftlichkeitsprüfungen erwartet werden darf.

Zweitens ist für alle Kassen die obligatorische Einrichtung eines vertrauensärztlichen Dienstes vorgesehen[181]. Inwieweit es sinnvoll ist, den Kassen in ihrem eigenen Interesse etwas vorzuschreiben, worüber sie bisher nach freiem Ermessen selbst entscheiden konnten, bleibe dahingestellt. Viel wichtiger scheint die Frage, welche *Rolle* die Vertrauensärzte in Zukunft zu übernehmen hätten. Sollte mit dem Obligatorium im wesentlichen nur die Absicht verfolgt werden, aufgrund der unzureichenden

---

[180] Vgl. Nationale Sparkonferenz im Gesundheitswesen 1983b, unveröffentlicht, S.4f.

[181] Vgl. Nationale Sparkonferenz im Gesundheitswesen 1983a, unveröffentlicht, S.10, 1983b, unveröffentlicht, S.4 und Schweizerischer Bundesrat 1981, S.59 und 132

medizinischen Kenntnisse der meisten Kassenfunktionäre auch jene Kassen, die es freiwillig nicht tun würden, zur Verpflichtung einer fachlich kompetenten Beraterperson zu zwingen, wäre von dieser Maßnahme wohl nichts zu erwarten. Die Erfahrungen in der Bundesrepublik haben nämlich gezeigt, daß bei sonst gleichen Rahmenbedingungen (Einzelleistungsvergütung, Rechtsprechung usw.) auch konsequent von Ärzten mitdurchgeführte Wirtschaftlichkeitsprüfungen keine besseren Resultate erzielen als das gegenwärtig in der Schweiz praktizierte Verfahren. Nach weitverbreiteter Auffassung hätten die Vertrauensärzte aber auch und insbesondere dafür Gewähr zu leisten, daß die Privatsphäre der Patienten nicht verletzt würde - eine Privatsphäre, die mit erweiterter Informationspflicht der Ärzte gegenüber den Kassen zunehmend bedroht werden könnte. Aus solcher Sicht wäre ein umfassender vertrauensärztlicher Dienst nicht nur wünschenswert, sondern absolut notwendig. Je nachdem, welche Kompetenzen die Vertrauensärzte hätten, ergäben sich für die direkt Betroffenen mehr oder weniger weitreichende Konsequenzen. Deshalb ist die Funktion der Vertrauensärzte in der gegenwärtigen gesundheitspolitischen Diskussion denn auch stark umstritten. Die Arbeitsgruppe 1 der Nationalen Sparkonferenz im Gesundheitswesen ist beispielsweise der Ansicht, „eine sehr weitgehende Erweiterung der vertrauensärztlichen Dienste (Abgehen vom Vertrauensprinzip, von der Überprüfung im Ausnahmefall) könnte zu einem Zusammenbruch des Systems führen“[182], und die Verbindung der Schweizer Ärzte hat in Erwägung gezogen, gegen das neue Kranken- und Mutterschaftsversicherungsgesetz das Referendum zu ergreifen[183].

Insgesamt betrachtet dürfte es aber kaum angebracht sein, allzu große Hoffnungen in die Wirksamkeit verstärkter Wirtschaftlichkeitskontrollen zu setzen. Im Rahmen des bestehenden Systems vermögen diese bestenfalls Unwirtschaftlichkeit in Einzelfällen aufzudecken, was aber nicht ausreicht, um die *allgemeine expansive Kostenentwicklung* unseres Gesundheitswesens in den Griff zu bekommen. Aus diesem Grunde stellt sich die Frage, ob mit der Referendumsdrohung der Ärzte nicht ein Sturm im Wasserglas heraufbeschworen wird, gegen den an sich nichts einzuwenden wäre, sofern er nicht von wichtigeren Problemen der Krankenversicherungsrevision ablenken würde.

4.3 Kostenbeteiligung der Patienten

Die Erfahrungen, welche in der Bundesrepublik mit der Einführung bzw. Erhöhung der Kostenbeteiligung in einzelnen Bereichen der medizinischen Versorgung gemacht wurden, lassen im Hinblick auf die in der Schweiz zur Diskussion stehenden Reformvorschläge keine Schlüsse zu. Dafür gibt es mehrere Gründe: Erstens liegen in Deutschland über die Auswirkungen der ergriffenen Maßnahmen auf die Gesamtnachfrage und damit die Gesamtkosten keine gesicherten Daten vor. Zweitens ist die Kostenbeteiligung der Patienten in der Schweiz schon immer höher gewesen als in der Bundesrepublik. Daran haben auch die Kostendämpfungsgesetze

[182] Nationale Sparkonferenz im Gesundheitswesen 1983 a, unveröffentlicht, S. 10
[183] Vgl. ohne Autor 1984, S. 34

nichts geändert. Schließlich geht es bei der gegenwärtigen Revision der schweizerischen Krankenversicherung nicht zuletzt auch darum, *neue Formen* der Kostenbeteiligung zu überprüfen[184].

4.4 Krankenhausfinanzierung

Hinsichtlich durchschnittlicher Bettenausnutzung und Anzahl Pflegetage pro Kopf der Bevölkerung bestehen zwischen der Bundesrepublik und der Schweiz keine nennenswerten Unterschiede[185]. Trotzdem und im Gegensatz zu den übrigen Leistungsbereichen scheint die Krankenhausbehandlung in der Bundesrepublik erheblich billiger zu sein als in der Schweiz (vgl. Tabelle 8). Dies wird i.allg. darauf zurückgeführt, daß die deutschen Krankenhäuser geringere Personalkosten und ein niedrigeres Leistungsniveau in der nichtmedizinischen Versorgung (Unterkunft usw.) aufweisen würden. Verschiedentlich wird auch die Ansicht vertreten, die 1972 eingeführte Krankenhausbedarfsplanung habe insbesondere in den letzten Jahren einen Investitionsrückstau mit entsprechenden Kosteneinsparungen zur Folge gehabt. Betrachtet man aber nicht nur die Kosten an sich, sondern vor allem deren Entwicklung im Zeitablauf, kann das letztgenannte Argument kaum überzeugen (vgl. Tabelle 21). Ein etwaiger Investitionsrückstau hätte sich nämlich auf die Betriebskosten (noch) nicht oder sogar kontraproduktiv ausgewirkt.

Die Ursachen der angesprochenen Kostendifferenz können im Rahmen der vorliegenden Arbeit nicht näher abgeklärt werden. Einige Bemerkungen drängen sich hingegen zu zwei Fragen auf, die im Zusammenhang mit der Teilrevision der schweizerischen Krankenversicherung stehen und ziemlich umstritten sind. Sie betreffen die Investitionskostenfinanzierung durch die öffentliche Hand und die Form der Abgeltung der Behandlungskosten durch die Krankenkassen.

Der Entwurf zum neuen Bundesgesetz über die Krankenversicherung sieht für den stationären Sektor eine klare *Trennung von Investitions- und Betriebskosten* vor. Die öffentliche Hand hätte dabei in vollem Umfang die Investitionskosten und die Kassen den größten Teil der Betriebskosten zu übernehmen[186]. Mit der Aussonderung der Investitionskosten soll nicht nur die Transparenz in der Finanzierungsstruktur verbessert, sondern – für den nunmehr allein davon betroffenen Träger – auch ein weiterer Anreiz zur Kostenkontrolle geschaffen werden. Da aber Investitions- und Betriebskosten weitgehend voneinander abhängig sind, kann die Aufteilung der entsprechenden Finanzierung auf verschiedene Träger in bezug auf die Gesamtkosten erhebliche Nachteile mit sich bringen. Es ist nämlich nicht auszuschließen, daß in einem solchen Fall auf Investitionen verzichtet wird, obwohl sie unter dem Gesichtspunkt der Betriebskosten vorteilhaft wären, und umgekehrt. Die Gefahr derartiger Investitionsfehler wird in der Schweiz gegenwärtig zwar dadurch eingeschränkt, daß sich die öffentliche Hand auch an den Betriebskosten beteiligt.

---

[184] Vgl. Nationale Sparkonferenz im Gesundheitswesen 1983c, S.4ff.

[185] Durchschnittliche Bettenausnutzung im Jahre 1981: Bundesrepublik 84,2%, Schweiz 79,2%; Anzahl Pflegetage pro Kopf der Bevölkerung im Jahre 1981: Bundesrepublik 3,50, Schweiz 3,43; Quellen: Wirtsch Stat 1983, 4/343; Spitalstatistik 1981, Tab. 0.02.1

[186] Vgl. Schweizerischer Bundesrat 1981, S. 64ff. und 134 (Art. 22 quinquies)

Die anstehende Gesetzesrevision soll jedoch die Kantone in die Lage versetzen, „in stärkerem Maße, als dies ihnen heute möglich ist, die Finanzierung der Spitäler der Krankenversicherung (zu) überbinden“[187]. Insofern ist also bei diesem Revisionspunkt entsprechende Vorsicht geboten.

Eine klare Unterscheidung der diesbezüglich relevanten Kostenarten ist ohne Zweifel erstrebenswert, *muß aber nicht notwendigerweise mit einer entsprechenden Aufteilung auf verschiedene Träger gekoppelt werden.* Läßt man machtpolitische Faktoren außer acht, ist jedenfalls nicht einzusehen, weshalb sich nicht alle Kostenträger (Kantone, Gemeinden, Kassen, Patienten) an allen wichtigen Kostenarten (Investitionskosten, Betriebskosten) beteiligen sollten.

Die sog. duale Finanzierung ist in der Bundesrepublik im Jahre 1972 eingeführt worden, und das Problem der Krankenhausfinanzierung hat sich seither keineswegs entschärft. Wie bereits erwähnt, hat die „Konzertierte Aktion im Gesundheitswesen“ dementsprechend im Jahre 1983 den Gesetzgeber aufgefordert, die Änderung des Krankenhaus-Finanzierungsgesetzes von 1972 als „dringliche Aufgabe in der Krankenversicherung unverzüglich in Angriff zu nehmen“[188].

Gemäß dem Entwurf zum Gesetz über die Krankenversicherung hätten die Kassen künftig in allen Spitälern für die allgemeine Abteilung eine kostenbezogene *Behandlungspauschale* je Pflegetag und Patient zu übernehmen[189]. Auch die Arbeitsgruppe 1 der Nationalen Sparkonferenz im Gesundheitswesen hat sich für die Anwendung von Tagespauschalen ausgesprochen[190]. Im Vergleich zur heutigen Praxis stellen diese Vorschläge keine nennenswerten Neuerungen dar. Die Vereinigung Schweizerischer Krankenhäuser ist nun aber der Ansicht, eine Vollpauschalierung wirke der Leistungsrechnung im stationären Sektor „diametral entgegen“, und „erst eine leistungsgerechte Tarifierung der ärztlichen und medizintechnischen Leistungen im stationären Bereich und in den Ambulatorien (werde) eine Verbreitung der so nötigen Leistungsüberwachung nach sich ziehen“[191]. Im weiteren könne eine leistungsgerechte Tarifierung die Transparenz des Spitalaufwands und der Spitaleinnahmen erhöhen sowie die Spitaleinweisungen reduzieren, wenn dort, wo Spitalleistungen aufwendiger seien, auf ambulante oder andere Strukturen ausgewichen würde. Zudem ließe sie sich auch mit einer Globalbudgetierung vereinbaren, die als taugliches Instrument zur Kosteneinsparung empfunden wird. Demgegenüber wenden sich Bisig und Wittlin in einem kürzlich veröffentlichten Artikel sowohl gegen die heute übliche Tagespauschale als auch gegen die Einzelleistungsvergütung[192]. Sie schlagen vor, die Krankenhauskosten über prospektiv festgelegte Fallpauschalen abzugelten. Dadurch sollte die ökonomische Leistungserbringung gefördert und die durchschnittliche Verweildauer verkürzt werden. Gerade in letzterem sehen die beiden Autoren eine wesentliche Voraussetzung für Kosteneinsparungen im Krankenhaus.

Wie sind nun die beiden Finanzierungsalternativen zu beurteilen? Die Erfahrungen mit dem „Bayern-Vertrag“ haben einmal mehr deutlich gezeigt, daß es auch im

---

187 Schweizerischer Bundesrat 1981, S. 65

188 Sozialpolitische Informationen Nr. P 35/83, S. 20

189 Vgl. Schweizerischer Bundesrat 1981, S. 64 ff. und 134 f. (Art. 22^{quinquies})

190 Vgl. Nationale Sparkonferenz im Gesundheitswesen 1983 a, unveröffentlicht, S. 12 f.

191 Vereinigung Schweizerischer Krankenhäuser 1983, S. 7

192 Vgl. Bisig u. Wittlin 1984, S. 35

Krankenhausbereich äußerst schwierig ist, die Ausgaben mit Maßnahmen zu beschränken, die an einzelnen Kostenfaktoren wie Preis- oder Mengenkomponenten und nicht an den Kosten selbst ansetzen. Die Abgeltung der Krankenhauskosten über im voraus festgesetzte Fallpauschalen stellt zwar eine Form der Preisregulierung dar, die keine großen Spielräume für kostenwirksame Mengenausweitungen zuläßt. Daß diese aber dennoch ins Gewicht fallen können, geht bereits aus den wenigen in Bayern durchgeführten Erhebungen hervor (vgl. Tabellen 26-28). Weit größere Möglichkeiten einer kostenwirksamen Beeinflussung der Mengenkomponente durch die Kostenverursacher würde sich hingegen durch die Vergütung nach Einzelleistungen ergeben. *Von daher gesehen wäre in erster Linie eine Globalbudgetierung zu fordern, die allenfalls mit einer leistungsgerechten Tarifierung vereinbart werden könnte, und nicht umgekehrt.* Schließlich ist auch eine Verbindung von Globalbudgetierung und Fallpauschalen denkbar.

4.5 Globalsteuerung

Wie erwähnt, sind die in der Bundesrepublik unternommenen Anstrengungen zur Globalsteuerung im Gesundheitswesen an verschiedenen Problemen gescheitert. Für die schweizerischen Reformbestrebungen lassen sich daraus folgende Konsequenzen ziehen:

Die Koordination gesundheitspolitischer Entscheidungen auf relativ hoher Ebene, wie sie etwa in Analogie zur deutschen „Konzertierten Aktion“ im Rahmen der neu zu schaffenden Krankenversicherungskommission auch in der Schweiz vorgesehen ist, kann nur dann ihren Zweck erfüllen, wenn die entsprechenden Entscheidungen relevant bzw. *verbindlich* sind. Sollte sich die Kompetenz der schweizerischen Krankenversicherungskommission darauf beschränken, zu Fragen auf dem Gebiet der Gesundheitspolitik, einschließlich der Kosteneindämmung, „Stellung zu nehmen“[193], wäre im Vergleich zur heutigen Situation wohl nicht viel gewonnen.

Mit der Frage nach der Verbindlichkeit von auf hoher Ebene koordinierten Entscheidungen stellt sich auch das Problem der Entscheidungsfindung. Auf unverbindliche Empfehlungen können sich die beteiligten Parteien selbstverständlich viel besser einigen als auf maßgebende Beschlüsse wie z. B. die Festsetzung der maximalen jährlichen Wachstumsrate der von Sozialversicherern und öffentlicher Hand getragenen Krankenpflegekosten[194]. Für den Fall, daß im zuständigen Gremium keine Einigung zustande kommt, sollte eine andere Instanz mit der subsidiären Entscheidungskompetenz ausgestattet werden. Die für die „Konzertierte Aktion“ vorgesehene Regelung hat sich in der Praxis jedenfalls nicht bewährt[195].

Abgesehen vom „Bayern-Vertrag“ und den „Höchstbeträgen für Arznei-, Heil- und Hilfsmittel“ sind in der Bundesrepublik seit der Verabschiedung der sog. Kostendämpfungsgesetze zwar zu keinem Zeitpunkt effektive Gesamtbeschränkungen ärztlicher Honorare oder irgendwelcher Budgets praktiziert worden: Trotzdem

193 Schweizerischer Bundesrat 1981, S. 78

194 Vgl. Nationale Sparkonferenz im Gesundheitswesen 1983 b, unveröffentlicht, S. 1 f.

195 Vgl. 3.2.2.2, 3.2.2.3 und 3.4.2.3

kann man von einem - wenn auch weitgehend auf den ambulanten Sektor beschränkten - Versuch zur Globalsteuerung sprechen. Dabei hat es sich deutlich gezeigt, daß die Ausklammerung des Krankenhausbereichs von den entsprechenden Regulierungsmaßnahmen mit besonders gravierenden Nachteilen verbunden ist. *Eine wirkungsvolle Globalbeschränkung muß möglichst alle, zumindest aber die wichtigsten Kostenbereiche des Gesundheitswesens erfassen.*

Eine Ausgabensteuerung über die Preise ohne Berücksichtigung der Mengenentwicklung kann in der Regel nur beschränkte Erfolge zeitigen. Dementsprechend stand in der Bundesrepublik die Frage nach dem Miteinbezug der Mengenausweitung in die Empfehlungen zur Veränderung der Gesamtvergütungen und in die Gesamtverträge oft im Mittelpunkt der Auseinandersetzungen zwischen den Ärzten und Kassen. Aus schweizerischer Sicht dürfte vor allem der Umstand von Bedeutung sein, daß die deutschen Ärzte eine effektive Gesamtbeschränkung der Honorarvergütungen unter Einschluß der Mengenausweitung *nicht so sehr aus praktischen, sondern vielmehr aus rein interessenpolitischen Gründen abgelehnt haben.* Die bis zu Beginn der 60er Jahre vorherrschende Pauschalhonorierung und neuerdings auch der „Bayern-Vertrag“ sind ohnehin ein Beweis dafür, daß Gesamtvergütungen grundsätzlich leicht realisiert werden können. Der in der Schweiz oft vorgebrachte Einwand, Gesamtvergütungen seien nicht nur mit politischen, sondern auch mit großen praktischen Problemen verbunden, ist von daher gesehen nicht gerechtfertigt.

Aber auch Gesamtbeschränkungen unter Einschluß der Mengenausweitung können im Rahmen von Ex-post-Entschädigungen nur dann einen namhaften Beitrag zur Kostendämpfung leisten, wenn deren Überschreitung für die Kostenverursacher *spürbare Konsequenzen* hat. Sanktionsmechanismen, die in der Praxis kaum greifen, wie z. B. im Falle einer Überschreitung der „Höchstbeträge für Arznei-, Heil- und Hilfsmittel“ in der Bundesrepublik, lassen selbstverständlich die entsprechenden Kostendämpfungsmaßnahmen zur Farce werden. In etwas abgeschwächter Form könnte man ähnliches auch zum „Bayern-Vertrag“ sagen, wo sich die Vertragsparteien diesbezüglich nur darauf geeinigt haben, weitere, noch unbestimmte „Maßnahmen zur Kostendämpfung“ als Sanktionen vorzusehen[196].

4.6 Schlußbemerkung

Abschließend soll versucht werden, sozusagen in einem Satz die wichtigsten Erkenntnisse aus den bundesdeutschen Erfahrungen mit Kostendämpfungsmaßnahmen im Gesundheitswesen festzuhalten.

Geht man davon aus, daß die Kostenentwicklung im Gesundheitswesen weitgehend von den individuellen Leistungsanreizen auf der Angebotsseite bestimmt wird, bietet eine Globalsteuerung, wie sie in der Bundesrepublik seit 1977 zumindest ansatzweise versucht worden ist, reale Möglichkeiten einer wirkungsvollen Kostendämpfung. Bloße Zielvorgaben reichen dazu aber so lange nicht aus, wie die ursprünglichen Leistungsanreize unverändert bleiben. Vielmehr müssen effektive

[196] Anlage A zum Gesamtvertrag-Bayern Art. II

Gesamtbeschränkungen vereinbart werden, die erstens nicht nur die Preis-, sondern auch die Mengenkomponente der Kosten erfassen, zweitens sich auf alle Teilbereiche der Gesundheitsversorgung erstrecken und drittens absolut verbindlich sind.

Die gegenwärtigen Bestrebungen zur Einführung einer Globalsteuerung im schweizerischen Gesundheitswesen gehen von daher betrachtet in die richtige Richtung; es besteht aber die große Gefahr, daß sie zu wenig weit gehen und auf halbem Wege stehen bleiben, was auf keinen Fall einem auch nur halben Erfolg gleichkäme.

Literaturverzeichnis

Benützte Literatur

(Die Zahlen hinter den Literaturangaben verweisen auf die dazugehörigen Fußnoten im Text.)

Anlage A zum Gesamtvertrag-Bayern, genauer: Anlage A zum Gesamtvertrag zwischen der Kassenärztlichen Vereinigung Bayerns und dem Landesverband der Ortskrankenkassen in Bayern (gleichlautend abgeschlossen auch mit den übrigen Landesverbänden der gesetzlichen Krankenkassen Bayerns), gültig ab 1. Juli 1979, Stand: Februar 1982

Apotheken-Report, Herausgeber: Bundesvereinigung Deutscher Apotheker-Verbände, Frankfurt/Main (152)

Arzt/Ersatzkassen-Vertrag, genauer: Vertrag zwischen der Kassenärztlichen Bundesvereinigung und dem Verband der Angestellten-Krankenkassen e. V. sowie dem Verband der Arbeiter-Ersatzkassen e. V., gültig ab 1. Oktober 1963, Stand: 1. Januar 1982

Auswahl-Richtlinien/Ersatzkassen, genauer: Richtlinien zur Auswahl von Vertragsärzten für die Einleitung des Prüfverfahrens über die Wirtschaftlichkeit ihrer Behandlungsweise und zur Information von Vertragsärzten über die Höhe ihrer Verordnungskosten, gültig ab 1. Januar 1981, Stand: 1. Juli 1981

Bayerisches Staatsministerium für Arbeit und Sozialordnung (1981) unveröffentlichte Auswertung der Krankenhauspflegesätze, erstellt als Arbeitsunterlage für den bayerischen Landesausschuß für Pflegesatzverordnung. München (165, 167)

Bericht der Bundesregierung nach Artikel 2§ 6 des Krankenversicherungs-Kostendämpfungsgesetzes (1982) Drucksache 9/1300. Bonn (101, 102, 108, 109, 130)

Bisig R, Wittlin P (1984) Leistungsgerechte Tarifgestaltung im Krankenhaus. Neue Zürcher Zeitung 75: 35 (192)

Brandecker K, in Zusammenarbeit mit dem Institut für Gesundheits-System-Forschung (1978), Krankenhausversorgung. Schmidt & Klaunig, Kiel (Strukturanalyse des Gesundheitswesens in Schleswig-Holstein, Bd 4) (3, 27)

Brian EW, Gibbens SF (1974) California's medical co-payment experiment. Med Care [Suppl 12] 12: 1-303 (133, 135)

Bundesarbeitsblatt, Herausgeber: Der Bundesminister für Arbeit und Sozialordnung, Kohlhammer, Stuttgart (38, 39, 50, 51, 99, 136, 138, 140, 142, 144)

Bundesmantelvertrag/Ärzte, zwischen der Kassenärztlichen Bundesvereinigung und den Bundesverbänden der Orts-, Betriebs-, Innungs- und landwirtschaftlichen Krankenkassen, gültig ab 1. Juli 1978, in der Fassung vom 1. Juli 1982

Bundesminister für Jugend, Familie und Gesundheit (Hrsg) (1980) Daten des Gesundheitswesens. Kohlhammer, Stuttgart

Bundesverband der Ortskrankenkassen, Statistik der Ortskrankenkassen in der Bundesrepublik Deutschland. Bonn (153, 163, 165, 167)

Bundesverband der Ortskrankenkassen, Statistische Informationen. Bonn (42, 45, 99, 129, 131, 136, 138, 140, 142, 144, 149, 152, 167, 169-174, 177)

Bundesverband der Ortskrankenkassen (1981, unveröffentlicht) Übersichten zur Risikostruktur im gegliederten System der GKV, im Rahmen des vom Wissenschaftlichen Institut der Ortskrankenkassen am 14. und 15. Dezember 1981 in Bonn durchgeführten Seminars „Ausgewählte Struktur- und Steuerungsprobleme in der gesetzlichen Krankenversicherung (GKV)". Bonn (52)

Deneke JFV, Fiedler E (1982) Die ärztliche Versorgung in der Bundesrepublik Deutschland zum 31. Dezember 1981, Ergebnisse der Ärztestatistiken der Bundesärztekammer und der Kassenärztlichen Bundesvereinigung. Deutscher Ärzteverlag, Köln („Blaue Reihe", Nr 32) (14, 34, 69)

Düttmann R (1978) Die Finanzierung der gesetzlichen Krankenversicherung. Nomos, Baden-Baden (Schriften zur öffentlichen Verwaltung und öffentlichen Wirtschaft Bd 19) (4, 40)

Fiedler E, siehe Deneke u. Fiedler (1982)

Fiedler G, in Zusammenarbeit mit dem Institut für Gesundheits-System-Forschung (1978) Einführung in das Gesundheitswesen der Bundesrepublik Deutschland. Schmidt & Klaunig, Kiel (Strukturanalyse des Gesundheitswesens in Schleswig-Holstein, Bd 1) (1, 3, 46)

Frei A, siehe Gygi u. Frei (1982)

Garner DD, siehe Smith u. Garner (1974)

Gibbens SF, siehe Brian u. Gibbens (1974)

Gygi P, Frei A (1982) Das schweizerische Gesundheitswesen, 2. Ergänzungsband. Krebs, Basel (44, 45)

Gygi P, Henny H (1977) Das schweizerische Gesundheitswesen, 2. vollständig überarb. u. erg. Aufl. Huber, Bern (24)

Gygi P, Henny H (1980) Das schweizerische Gesundheitswesen, Ergänzungsband. Huber, Bern (24)

Hauser H (1982) Kosten- und Leistungskontrolle durch die schweizerischen Sozialversicherer (anerkannte Krankenkassen und SUVA). In: Gäfgen G, Lampert H (Hrsg) Betrieb, Markt und Kontrolle im Gesundheitswesen. Bleicher, Gerlingen S 101-137 (Robert Bosch-Stiftung, Beiträge zur Gesundheitsökonomie, Bd 3) (126)

Heinz W, siehe Meier-Greve u. Heinz W (1981)

Henny H, siehe Gygi u. Henny (1977 und 1980)

John J, siehe Schwefel D et al. (1982)

Kassenärztliche Bundesvereinigung (1979-82, unveröffentlicht) Statistische Informationen, Gesamtrechnungsergebnisse der Kassenärztlichen Vereinigungen nach Arztgruppen, RVO-Kassen. Köln (177)

Kostendämpfungs-Ergänzungsgesetz, genauer: Gesetz zur Ergänzung und Verbesserung der Wirksamkeit kostendämpfender Maßnahmen in der Krankenversicherung - KVEG - vom 22. Dezember 1981 (BGBl. I S. 1578)

Krankenhausgesetz, genauer: Gesetz zur wirtschaftlichen Sicherung der Krankenhäuser und zur Regelung der Krankenhauspflegesätze - KHG - vom 29. Juni 1972 (BGBl. I S. 1009)

Krankenhaus-Kostendämpfungsgesetz, genauer: Gesetz zur Änderung des Gesetzes zur wirtschaftlichen Sicherung der Krankenhäuser und zur Regelung der Krankenhauspflegesätze vom 22. Dezember 1981 (BGBl. I S. 1568)

Krankenversicherungs-Kostendämpfungsgesetz, genauer: Gesetz zur Dämpfung der Ausgabenentwicklung und zur Strukturverbesserung in der gesetzlichen Krankenversicherung - KVKG - vom 27. Juni 1977 (BGBl. I S. 1069)

Kruse O, in Zusammenarbeit mit dem Institut für Gesundheits-System-Forschung (1978 a) Ambulante ärztliche Versorgung. Schmidt & Klaunig, Kiel (Strukturanalyse des Gesundheitswesens in Schleswig-Holstein, Bd 2) (1, 6)

Kruse O, in Zusammenarbeit mit dem Institut für Gesundheits-System-Forschung (1978 b) Krankenkassen, Berufsgenossenschaften und andere Kostenträger. Schmidt & Klaunig, Kiel (Strukturanalyse des Gesundheitswesens in Schleswig-Holstein, Bd 5) (2, 4, 54)

Manning WG, Phelps CE (1979) The demand for dental care. Bell J Economics 2: 503-525 (133)

Meier-Greve HJ, Heinz W (1981) Das Prüfverfahren, Teil 2. In: Bossmann A, Meier-Greve HJ, Heinz W (Hrsg) Die Verpflichtung zur Wirtschaftlichkeit in der kassenärztlichen Versorgung. Köln-Lövenich S 45-76 (Niederlassungsservice, Zentralinstitut für die kassenärztliche Versorgung in der Bundesrepublik Deutschland, Bd 10) (73)

Merschbrock A, siehe Schwefel D u. a.

Nationale Sparkonferenz im Gesundheitswesen (1983 a, unveröffentlicht) Arbeitsgruppe 1 „Spitalwesen und Hauspflege", Bericht zuhanden der Nationalrätlichen Kommission „Teilrevision der Krankenversicherung". Bundesamt für Sozialversicherung, Bern (181, 182, 190)

Nationale Sparkonferenz im Gesundheitswesen (1983 b, unveröffentlicht) Arbeitsgruppe 2 „Ambulante Versorgung und Tarifgrundlagen", Erster Bericht der Arbeitsgruppe zuhanden des Eidgenössischen Departementes des Innern. Bundesamt für Sozialversicherung, Bern (180, 181, 194)

Nationale Sparkonferenz im Gesundheitswesen (1983 c, unveröffentlicht) Arbeitsgruppe 4 „Finanzielle Selbstverantwortung der Patienten und Ausgestaltung des Versicherungssystems", Erster Bericht der Arbeitsgruppe zuhanden des Eidgenössischen Departementes des Innern. Bundesamt für Sozialversicherung, Bern (184)

Newhouse JP (1978) Insurance benefits, out of pocket payments, and the demand for medical care: a review of the literature. Rand Corporation, Santa Monica (132)

Ohne Autor (1982) Keine Kostendämpfung durch Bayern-Vertrag. Krankenhaus 7: 317 (161)

Ohne Autor (1984) Referendumsdrohung der Ärzte: Umstrittene Rolle der Vertrauensärzte. Neue Zürcher Zeitung 83: 34 (183)
Phelps, siehe Manning u. Phelps (1979)
Potthoff P, siehe Schwefel D et al. (1982)
Prüfvereinbarung Bayern, genauer: Vereinbarung zwischen der Kassenärztlichen Vereinigung Bayerns und dem Landesverband der Ortskrankenkassen in Bayern über das Verfahren zur Überwachung und Prüfung der Wirtschaftlichkeit durch die Prüfungs- und Beschwerdeausschüsse der Kassenärztlichen Vereinigung Bayerns und für das Verfahren vor diesen Ausschüssen, gültig ab 1. Juli 1979
Prüfvereinbarung Berlin, genauer: Vereinbarung über die Prüfung der kassenärztlichen Behandlungs- und Verordnungsweise nach § 368 n Abs. 5 RVO zwischen der Allgemeinen Ortskrankenkasse Berlin und der Kassenärztlichen Vereinigung Berlin, gültig ab 1. Juli 1978
Prüfvereinbarung Hessen, genauer: Prüfungsvereinbarung der Kassenärztlichen Vereinigung Hessen mit den Landesverbänden der Orts-, Betriebs- und Innungskrankenkassen in Hessen, gültig ab 1. Januar 1971
Prüfvereinbarung Nordbaden, genauer: Prüfungsvereinbarung zwischen der Kassenärztlichen Vereinigung Nordbaden und den Landesverbänden der Orts-, Betriebs- und Innungskrankenkassen Baden-Württemberg sowie der badischen Landwirtschaftlichen Krankenkasse aufgrund § 368 n Abs. 5 RVO, gültig ab 1. März 1978
Prüfvereinbarung Nordrhein, genauer: Vereinbarung über das Verfahren zur Überwachung und Prüfung der Wirtschaftlichkeit der kassenärztlichen Versorgung sowie das Verfahren vor den Prüfungsausschüssen und dem Beschwerdeausschuß zwischen dem Verband der Ortskrankenkassen Rheinland, dem Landesverband der Betriebskrankenkassen Nordrhein-Westfalen, dem Landesverband der Innungskrankenkassen Nordrhein und Rheinland-Pfalz, der Krankenkasse der rheinischen Landwirtschaft einerseits und der Kassenärztlichen Vereinigung Nordrhein andrerseits, gültig ab 1. Januar 1983
Prüfvereinbarung Nord-Württemberg, genauer: Prüfvereinbarung Ortskrankenkassen, Betriebskrankenkassen, Innungskrankenkassen, Landwirtschaftliche Krankenkasse Nord-Württemberg, gültig ab 16. Februar 1978 in der Fassung der Änderungsvereinbarung vom 17. September 1981
Prüfvereinbarung Saarland, genauer: Prüfungsvereinbarung zwischen der Kassenärztlichen Vereinigung Saarland und der Allgemeinen Ortskrankenkasse für das Saarland, gültig ab 1. Januar 1971
Prüfvereinbarung Westfalen-Lippe, genauer: Gemeinsame Prüfvereinbarung zwischen der Kassenärztlichen Vereinigung Westfalen-Lippe und dem Landesverband der Ortskrankenkassen Westfalen-Lippe, dem Landesverband der Betriebskrankenkassen Nordrhein-Westfalen, dem Landesverband der Innungskrankenkassen Westfalen-Lippe, der Westfälischen landwirtschaftlichen Krankenkasse, gültig ab 1. Juli 1977 in der Neufassung vom 1. April 1981
Redler E, siehe Schwefel D et al. (1982)
Reichsversicherungsordnung vom 19. Juli 1911 (RGB1. S. 509) in der Fassung der Bekanntmachung vom 15. Dezember 1924 (RGB1. I S. 779), Stand: 1. Juli 1983
Rosenberg P (1975) Möglichkeiten der Reform des Gesundheitswesens in der Bundesrepublik Deutschland. Schwartz & Co, Göttingen (6)
Satzinger W (1980, unveröffentlicht) Der „Bayern-Vertrag" - ein Königsweg zur Kostendämpfung im Gesundheitswesen?, unveröffentlichte Fassung des am 9. November 1980 an der Tagung des Arbeitskreises Gesundheits- und Sozialpolitik der Deutschen Vereinigung für Politische Wissenschaft in München gehaltenen Referats. München. (151, 168)
Satzinger W, siehe Schwefel D et al. (1982)
Schüttrumpf B (1981, unveröffentlicht) Grundsätze der Wirtschaftlichkeitsprüfung, im Rahmen des von der Kassenärztlichen Bundesvereinigung vom 9.-11. März 1981 in Soltau durchgeführten Mitarbeiterfortbildungskurses. (76, 85)
Schwefel D et al. (1982) Auswirkungen und Wirksamkeit des „Bayern-Vertrags". Erster Zwischenbericht. Gesellschaft für Strahlen- und Umweltforschung, München. (150)
Schweizerischer Bundesrat (1981) Botschaft über die Teilrevision der Krankenversicherung vom 19. August 1981. Bern (181, 186, 187, 189, 193)
Siebeck T (1976) Zur Kostenentwicklung in der Krankenversicherung. Ortskrankenkasse 4: 129-141, 5: 182-192, 6: 215-221, 7: 267-279, 8: 299-308 (75)
Sitzmann H (1981, unveröffentlicht) Der Bayern-Vertrag, Bericht über die Ergebnisse des Jahres 1980, unveröffentlichte Fassung des am 14. Mai 1981 an einer Pressekonferenz zum Thema „Bay-

ern-Vertrag“ gehaltenen Referats. Landesverband der Ortskrankenkassen in Bayern, München (121, 122, 123, 162, 179)

Sitzmann H (1982, unveröffentlicht) Der Bayern-Vertrag, Bericht über die Ergebnisse des Jahres 1981, unveröffentlichte Fassung des am 6. Mai 1982 an einer Pressekonferenz zum Thema „Bayern-Vertrag“ gehaltenen Referats. Landesverband der Ortskrankenkassen in Bayern, München (179)

Sitzmann H (1983, unveröffentlicht) Der Bayern-Vertrag, Ziel und Umsetzung in den Jahren 1980 bis 1982, unveröffentlichte Fassung des am 2. Mai 1983 an einer Pressekonferenz zum Thema „Bayern-Vertrag“ gehaltenen Referats. Landesverband der Ortskrankenkassen in Bayern, München. (151, 155, 156, 158-160, 165, 167, 169-174, 176, 178, 179)

Smigielski E (1981, unveröffentlicht) Zur Problematik der Globalsteuerung im Gesundheitswesen unter besonderer Berücksichtigung der Konzertierten Aktion im Gesundheitswesen. Bundesverband der Ortskrankenkassen, Bonn (53, 100)

Smith UC, Garner DD (1974) Effects of a medicaid program on prescription, drug availability and acquisition. Med Care 7: 571-581 (133)

Sozialpolitische Informationen, Herausgeber: Bundesministerium für Arbeit und Sozialordnung, Referate M 3 (Presse- und Öffentlichkeitsarbeit) und L 6 (Presse und Information), Bonn (96, 97, 98, 99, 125, 128, 131, 146, 147, 152, 188)

Spitalstatistik, Herausgeber: Vereinigung Schweizerischer Krankenhäuser (VESKA), Aarau (45, 185)

Statistik über die Krankenversicherung, Herausgeber: Bundesamt für Sozialversicherung, Bern (45)

Statistisches Bundesamt Wiesbaden (1971) Erwerbstätigkeit, II. Versicherte in der gesetzlichen Kranken- und Rentenversicherung 1970 (Ergebnisse des Mikrozensus). Kohlhammer, Stuttgart (Bevölkerung und Kultur, Reihe 6) (35)

Statistisches Bundesamt Wiesbaden (1981) Versicherte in der Kranken- und Rentenversicherung 1980 (Ergebnisse des Mikrozensus). Kohlhammer, Stuttgart (Sozialleistungen, Reihe 1) (35, 42, 45, 49)

Van der Gaag J, siehe Van de Ven u. Van der Gaag (1982)

Van de Ven WPUU (1983) Effects of cost-sharing in health care. Effect Health Care 1: 47-58 (132)

Van de Ven WPUU, Van der Gaag J (1982) Health as an unobservable: A MIMIC-model of demand for health care. J Health Econ 2: 157-183 (133)

Van Eimeren W, siehe Schwefel et al. (1982)

Vereinigung Schweizerischer Krankenhäuser (1983) Sparprogramm für Krankenhäuser: Vorschläge und Maßnahmen. VESKA, Aarau (191)

Westphal E (1981) Optimale Arzneimittelversorgung mit Hilfe der Positiv-Liste? Schlußfolgerungen aus dem Schweizer Modell. Ortskrankenkasse 9: 361-365 (23)

Wirtschaft und Statistik, Herausgeber: Statistisches Bundesamt Wiesbaden, Stuttgart (28, 29, 34, 99, 138, 140, 185)

Wittlin P, siehe Bisig u. Wittlin (1984)

Weitere Literatur zu den Sachgebieten „System der Gesundheitsversorgung“, „Kostenentwicklung“, „Konzertierte Aktion“ und „Bayern-Vertrag“

Allekotte HA (1980) Hintergründe der Kostenentwicklung im Gesundheitswesen. Jahrb Sozialwiss 3: 355-372

Beske F, Zalewski T (1981) Gesetzliche Krankenversicherung, Analysen-Probleme-Lösungsansätze (Hrsg Institut für Gesundheits-System-Forschung, Kiel). Schmidt & Klaunig, Kiel

Beske F, Zalewski T (1984) Gesetzliche Krankenversicherung, Systemerhaltung und Finanzierbarkeit (Hrsg Institut für Gesundheits-System-Forschung, Kiel). Schmidt & Klaunig, Kiel

Bogs H et al. (1982) Gesundheitspolitik zwischen Staat und Selbstverwaltung. Deutscher Ärzteverlag, Köln

Bothe G (1983) Krankenhausplanung und -finanzierung. Krankenversicherung 7: 169-175

Buchholz W (1983) Krankenhäuser im Wettbewerb: Ansätze zu einer Neuordnung des Krankenhauswesens. Duncker & Humblot, Berlin (Volkswirtschaftliche Schriften, Bd 328)

Eichhorn S (1975/76) Krankenhausbetriebslehre, Bd 1, 2. Kohlhammer, Köln

Eichhorn S, Schmidt R (Hrsg) (im Druck) Planung und Kontrolle im Krankenhaus. Bleicher, Gerlingen (Beiträge zur Gesundheitsökonomie, Bd 5)

Gäfgen G, Lampert H (Hrsg) (1982) Betrieb, Markt und Kontrolle im Gesundheitswesen. Bleicher, Gerlingen (Beiträge zur Gesundheitsökonomie, Bd 3)

Griesam C, Siebig J (1981) Kritische Anmerkungen zum „Bayern-Vertrag". Krankenhaus 10: 394f.

Grupp R (1983) Konzertierte Aktion im Gesundheitswesen: Weitere Entlastung angestrebt. Bundesarbeitsblatt 5: 5-11

Grupp R (1984) Konzertierte Aktion im Gesundheitswesen: Neue Initiativen. Bundesarbeitsblatt 1: 19-22

Grupp R, Saekel R (1981) Konzertierte Aktion: Zwischenbilanz - Ersatz im Blickfeld. Bundesarbeitsblatt 1: 26-37

Hauser H, Sommer JH (1984) Kostendämpfung im Gesundheitswesen in den USA, in Kanada und in der BRD. Ansatzpunkte für die schweizerische Reformdiskussion. Haupt, Bern Stuttgart

Henke K-D, Reinhardt U (Hrsg) (1983) Steuerung im Gesundheitswesen. Bleicher, Gerlingen (Beiträge zur Gesundheitsökonomie, Bd 4)

Herder-Dorneich P (1980) Gesundheitsökonomik: Systemsteuerung und Ordnungspolitik im Gesundheitswesen. Enke, Stuttgart

Herder-Dorneich P, Sieben G, Thiemeyer T (Hrsg) (1981-82) Wege zur Gesundheitsökonomie I und II. Bleicher, Gerlingen (Beiträge zur Gesundheitsökonomie, Bd 1, 2)

Jung K (1982) Krankenhausfinanzierungsgesetz (Textausgabe mit Materialien zum Krankenhaus-Kostendämpfungsgesetz und einer erläuternden Einführung in die Neuregelungen). Kohlhammer, Köln

Kieselbach K (1982) Verteilungskampf auf dem Siedepunkt: Krankenhausgesellschaft verdammt den Bayernvertrag. Dtsch Arzt 17: 19-23

Kolb F (1982) Bayern-Vertrag und systemverändernde Pläne des Bundesarbeitsministers sind unvereinbar. Bayer Ärztebl 2: 80-90

Kreuter H, Schlauss HJ (1981) Konzertierte Aktion im Gesundheitswesen: Aufgaben, Leistungen, Analysen. Deutscher Ärzteverlag, Köln

Loytved H (1980) Der Wettbewerb in der Krankenversicherung. Bayreuth

Nord D et al. (Hrsg) (1982) Die soziale Steuerung der Arzneimittelversorgung: Bedürfnis- versus Budgetsteuerung im Gesundheitswesen. Stuttgart

Ohne Autor (1983) Bayern-Vertrag. Ortskrankenkasse 16: 692-694

Ohne Autor (1983) Bayern-Vertrag: Und er funktioniert doch. Selecta 18: 1737f.

Ohne Autor (1983) Krankenhäuser: Wider den Bayern-Vertrag. Selecta 33: 2874-2877

Ohne Autor (1984) Krankenhausfinanzierung: Grundsätze und Vorschläge (Vorschläge der „Beratergruppe zur Neuordnung der Krankenhausfinanzierung" zuhanden des Bundesministers für Arbeit und Sozialordnung). Bundesarbeitsblatt 2: 38-41

Sauerzapf M (1980) Das Krankenhauswesen in der Bundesrepublik Deutschland: Institutionelle Regelungen aus ökonomischer Sicht. Nomos, Baden-Baden

Schmidt R (1978) Materialien zu Kosten und Finanzierung des Gesundheitswesens. (Hrsg Institut für Gesundheits-System-Forschung, Kiel). Schmidt & Klaunig, Kiel (Strukturanalyse des Gesundheitswesens in Schleswig-Holstein, Bd 8)

Schön A et al. (1978) Analyse und Bewertung der Krankenhausbedarfspläne der deutschen Bundesländer. Krankenhaus 5: 159-166, 6: 224-235

Smigielski E (1980) Die konzertierte Aktion im Gesundheitswesen als Steuerungsinstrument für die Honorarverhandlungen zwischen Krankenkassen und Kassenärztlichen Vereinigungen. Bochum (Bochumer Wirtschaftswissenschaftliche Studien Bd 71)

Smigielski E (1981) Zur Problematik der Globalsteuerung im Gesundheitswesen unter besonderer Berücksichtigung der Konzertierten Aktion im Gesundheitswesen. Ortskrankenkasse 13: 521-526

Smigielski E (1983) Zur Problematik des Wettbewerbs zwischen den Krankenkassen im Rahmen der Kassenarzthonorierung. Soz Sicherh 11: 340-345

Statistisches Bundesamt Wiesbaden (1982) Ausgaben für Gesundheit 1970 bis 1980. Stuttgart (Gesundheitswesen, Fachserie 12, S 2)

Stollenwerk HH (1982) Daten zum „Bayern-Vertrag": Die Entwicklung wichtiger Ausgabenbereiche bei den landesunmittelbaren Krankenkassen. Krankenversicherung 3: 58-71

Stollenwerk HH (1982) Nochmals: Daten zum „Bayern-Vertrag". Krankenversicherung 5: 117f.

Thiemeyer T (1976) Krankenhausfinanzierung. In: Lampert H (Hrsg) Aktuelle Probleme der Gesundheitspolitik in der Bundesrepublik. Duncker & Humblot, Berlin (Schriften des Vereins für Socialpolitik, Bd 82)

Tiemann B, Tiemann S (1983) Kassenarztrecht im Wandel: Die gesetzliche Krankenversicherung zwischen Kostendämpfung und Strukturveränderung. Quintessenz, Berlin

Wiesenthal H (1981) Die Konzertierte Aktion im Gesundheitswesen: Ein Beispiel für Theorie und Politik des modernen Korporatismus. Campus, Frankfurt New York

Winterstein H (1983) Der Bayern-Vertrag - Ein Element der Selbstverwaltung im Bereich der gesetzlichen Krankenversicherung. In: Winterstein H (Hrsg) Selbstverwaltung als ordnungspolitisches Problem des Sozialstaates. Duncker & Humblot, Berlin (Schriften des Vereins für Socialpolitik, Bd 133/I)

Wissenschaftliches Institut der Ortskrankenkassen (1979) Leistung und Finanzierung des Gesundheitswesens in den 80er Jahren. Bundesverband der Ortskrankenkassen, Bonn (Wido-Materialien, Bd 8)

Wissenschaftliches Institut der Ortskrankenkassen (1981) Leistungssteigerungen im Gesundheitswesen bei Nullwachstum. Bundesverband der Ortskrankenkassen, Bonn (Wido-Materialien, Bd 14)

Wissenschaftliches Institut der Ortskrankenkassen (1983) Strukturfragen im Gesundheitswesen in der Bundesrepublik Deutschland. Bundesverband der Ortskrankenkassen, Bonn (Wido-Materialien, Bd 21)

Zentralinstitut für die kassenärztliche Versorgung in der Bundesrepublik Deutschland (1982) Finanzierungsprobleme in der Sozialversicherung. Deutscher Ärzteverlag, Köln (Tagesberichte, Bd 5)